PETER KUTTER

Sozialarbeit und Psychoanalyse

Möglichkeiten und Grenzen von Kooperation und Integration

VANDENHOECK & RUPRECHT IN GÖTTINGEN

Peter Kutter

Geboren 1930 in Heidenheim/Brenz, Studium der Medizin in Mainz, München, Göttingen und Heidelberg. Klinische Tätigkeit in Innerer Medizin, Neurologie und Psychiatrie in Stuttgart, Ausbildung zum Psychoanalytiker am Sigmund-Freud-Institut in Frankfurt/Main. Psychotherapeutische Praxis seit 1963, Arbeit in der Erziehungsberatung; 1972 Assistenzprofessor für Sozialpädagogik an der Freien Universität Berlin, 1974 Professor für Psychoanalyse im Fachbereich Psychologie der Universität Frankfurt/Main.

Veröffentlichungen: Psychiatrische Krankheitsbilder (in: Die Krankheitslehre der Psychoanalyse. Hrsg. von W. Loch. Stuttgart 1967, ²1971); Psychiatrie. Eine Einführung für Laien. Stuttgart 1972; zahlreiche Aufsätze in Fachzeitschriften.

Kleine Vandenhoeck-Reihe 1399

Umschlag: Hans-Dieter Ullrich.
Gesamtherstellung: Verlagsdruckerei E. Rieder, Schrobenhausen

ISBN 3-525-33363-3

Inhalt

Gewidmet den Studenten und Kollegen
des EWI 3 der Freien Universität Berlin
SS 1972 bis WS 1973/74

Vorwort

In der Neuen Folge seiner Vorlesungen zur Einführung in die Psychoanalyse schrieb Freud 1932: „Die Psychoanalyse begann erst als eine Therapie, aber nicht als Therapie wollte ich sie Ihrem Interesse empfehlen, sondern wegen ihres Wahrheitsgehalts, wegen der Aufschlüsse, die sie uns gibt über das, was dem Menschen am nächsten geht, sein eigenes Wesen, und wegen der Zusammenhänge, die sie zwischen den verschiedensten seiner Betätigungen aufdeckt." Damit war deutlich gemacht, daß die Psychoanalyse auch außerhalb ihres ureigensten Bereichs, der Therapie sogenannter neurotischer Individuen, etwas zu sagen hat. Das gilt, glaube ich, mehr denn je. Wie aber sieht die Wirklichkeit aus? Die Fachvertreter von Medizin, Psychologie, Pädagogik, Politikwissenschaft und Sozialarbeit verhalten sich in ihrer Mehrheit der Psychoanalyse gegenüber gleichgültig oder ablehnend. Ausnahmen bestätigen die Regel. Eine durchaus mögliche Kooperation zwischen Psychoanalyse und Politikwissenschaft geht, wie mir eigene Erfahrungen gezeigt haben, über erste Anfänge nicht hinaus. Weiter reicht die anhaltende Zusammenarbeit von Soziologen und Psychoanalytikern in der Tradition der Frankfurter Schule am Sigmund-Freud-Institut. Sie ermöglicht in der komplementären Ergänzung von kritischer Gesellschaftstheorie und kritischer Theorie des Subjekts ein relativ umfassendes Verständnis nicht reflektierter gesellschaftlicher und unbewußter psychischer Prozesse. Das wirkt der Gefahr entgegen, daß die Soziologie ihren wissenschaftlichen Standpunkt unter Ausklammerung des Subjekts verabsolutiert, und daß die Psychoanalyse psychologisch nicht zu begreifende gesellschaftliche Eigengesetzlichkeiten psychologisiert.

Sozialarbeit und Sozialpädagogik sind gesellschaftliche und individuelle, vor allem aber zwischenmenschliche Praxis. Die Theorie zu dieser Praxis könnte ebenso von einer gegenüber den Gesellschaftswissenschaften offenen Psychoanalyse wie von einer gegenüber der Psychoanalyse offenen Soziologie kommen. Eine Vermittlung beider Bereiche für die Praxis ist eine noch nicht geleistete Aufgabe.

Der hier vorgelegte Band will dazu einen Beitrag liefern. Er zeigt die Anwendung eines vielleicht noch zu sehr therapeutisch orientierten psychoanalytischen Modells im sozialen Feld der Ausbildung von Sozialarbeitern, und es zeigt, welche Schwierigkeiten sich dabei ergaben, welche Fehler gemacht wurden, wie sie zu korrigieren waren und welche neuen Probleme bei dieser neuen Anwendung der Psychoanalyse entstanden. Nach kritischer Sichtung der Literatur führt die Darstellung mitten in die Praxis von Sozialarbeit und Sozialpädagogik. Die Arbeit mit Gruppen wird besonders berücksichtigt. Möglichkeiten und Grenzen von Kooperation und Integration der Psychoanalyse in verschiedenen sozialen Feldern der Ausbildung und der Praxis werden dabei transparent am Modell einer psychoanalytischen Sozialarbeit, eines pluridisziplinären Konzeptes der Sozialarbeit und am Einsatz der Psychoanalyse als Hilfswissenschaft bei besonderen Problemstellungen.

Die Arbeit wäre nicht zustandegekommen, hätte Tobias Brocher mich nicht darauf aufmerksam gemacht, wie notwendig eine überraschend große Zahl von Studierenden der Sozialpädagogik und Sozialarbeit im Studienschwerpunkt „Arbeit mit Gruppen" die Hilfe eines im Umgang mit Gruppen erfahrenen Psychoanalytikers braucht. Ohne den ständigen wissenschaftlichen Austausch mit Ernst-Günther Skiba, dem Leiter des Instituts für Sozialpädagogik und Erwachsenenbildung an der FU Berlin, und später mit Knut Baering und Gerhard Hoffmann, die sich als Kollegen mit denselben Problemen auseinandersetzen, wären die mannigfachen Widerstände gegen den Einsatz der Psychoanalyse nicht zu meistern gewesen. Einige wenige Studierende haben, vom Wert der Psychoanalyse überzeugt, die Arbeit ihrer Lehrer unterstützt und geholfen, kritische Phasen der ungewohnten Zusammenarbeit des Psychoanalytikers mit Sozialpädagogikstudenten zu überwinden; andere haben durch ihre konstruktive Kritik neue Entwicklungen angeregt. Frau Klara Lichte hat das Manuskript mit heute nicht mehr selbstverständlicher Sorgfalt geschrieben und Herr Winfried Hellmann hat es in ebenso kritischer wie verständnisvoller Weise durchgesehen und an manchen Stellen wesentlich verbessert. Ihnen allen sei an dieser Stelle gedankt. An den Dank schließt sich der Wunsch an, daß der Band zu weiterer Diskussion und zu neuen Versuchen einer Annäherung zwischen Psychoanalyse und Sozialarbeit beitragen möge.

I. Einleitung

Sozialarbeit und Sozialpädagogik sind in den letzten Jahren zunehmend in den Mittelpunkt des öffentlichen Interesses gerückt. Der gesellschaftliche Wandel hat zu einem Wandel auch in diesem Bereich helfender Berufe geführt. Waren es früher die „Fürsorger", die — auf meist konfessionelle karitative Einrichtungen gestützt — der Not breiter Schichten zu begegnen suchten, so sind es heute an Fachhochschulen ausgebildete und in staatlichen Dienststellen tätige „Sozialarbeiter", die sich den vielfältigen Problemen unserer Gesellschaft stellen. Während sich die Fürsorger früher, wie schon die Berufsbezeichnung besagt, der Fürsorge, dem Schutz und der Pflege ihrer „Fürsorge-Empfänger" widmeten, die „Fürsorgeunterstützung" oft um den Preis von Abhängigkeit und Beschämung erhielten, so verstehen die heutigen Sozialarbeiter ihre Klienten als gleichberechtigte Partner, mit denen sie zusammen einen Weg aus einem sozialen Konflikt zu finden suchen.

Der moderne Sozialarbeiter bleibt nicht beim Kurieren von Symptomen stehen, sondern bemüht sich darüber hinaus um eine Aufklärung der Ursachen von Konflikten. Dabei macht er die Erfahrung, daß die Probleme seiner Klienten zwar immer mit ungelösten individuellen, zwischenmenschlichen und familiären Problemen zusammenhängen, letzten Endes aber auf belastende gesellschaftliche Verhältnisse zurückzuführen sind. Ziel moderner Sozialarbeit und Sozialpädagogik ist es, von dem überholten, obendrein in der Öffentlichkeit gering bewerteten[1] Berufsideal des Fürsorgers bzw. der Fürsorgerin loszukommen, um in den verschiedenen sozialen Feldern neue Formen des Umgangs mit einzelnen und mit Gruppen zu entwickeln. Das wirft eine Fülle ungelöster Probleme auf.

Auf welchen Wegen soll das jeweils besondere Ziel erreicht werden? Welche Methoden und Techniken soll der angehende Sozialarbeiter lernen, um sie später nutzbringend anwenden zu können? Welche Bedürfnisse sind in der Praxis die vordringlichsten? Wie ist ihnen von der Theorie her am ehesten zu begegnen?

Über diese Fragen herrscht keineswegs Klarheit. An vielen Orten, an Fachhochschulen und Universitäten, in den sozialen Institutionen und in konfessionellen Akademien wird an der Lösung dieser

Probleme gearbeitet. Da und dort zeichnen sich auch Lösungsversuche ab. Von wirklichen Lösungen sind wir aber noch weit entfernt. Eine umfassende *Theorie der Sozialarbeit* fehlt. Ein Entwurf hierfür wurde zwar kürzlich von Lutz Rössner[2] vorgelegt. Es haftet ihm aber der Mangel an, daß er zwar den soziologischen, erziehungswissenschaftlichen und lerntheoretischen Zugang zur Sozialarbeit in wissenschaftstheoretischer Perspektive verarbeitet, den tiefenpsychologischen Aspekt aber unberücksichtigt läßt.

Einigkeit besteht nur darüber, daß bei der Neuorientierung von Sozialarbeit und Sozialpädagogik dem gesellschaftlichen Faktor große Bedeutung zukommt. Dies geht aus den „Gesellschaftlichen Perspektiven der Sozialarbeit" (hg. von Hans-Uwe Otto und Siegfried Schneider)[3] ebenso klar hervor wie aus den Beiträgen der kritischen Zeitschrift für Sozialarbeit und Sozialpädagogik „Neue Praxis", deren erstes Heft 1971 erschien.

Einig ist man sich in den Reihen der Sozialarbeiter und Sozialpädagogen auch darüber, daß die erforderliche Neuorientierung in Theorie und Praxis nicht ohne Mitarbeit von Experten verschiedener anderer Wissenschaften möglich ist. Zu diesen gehören im engeren Sinn die Erziehungswissenschaft, aus der Sozialpädagogik und Erwachsenenbildung unmittelbar hervorgingen, die Psychologie mit der Psychoanalyse als integrierendem Bestandteil und die Gesellschaftswissenschaften einschließlich ihrer ökonomischen, politischen und historischen Dimensionen. Im weiteren Sinne gehören dazu die Rechtswissenschaft (soziale Fragen sind immer auch Rechtsfragen), die Medizin (vor allen in den Bereichen Krankenhauswesen und Sozialpsychiatrie) und nicht zuletzt die Wissenschaften, die sich mit Planung, Organisation und Gruppendynamik befassen.

Uneinigkeit besteht in der Frage, wie weitgehend diese Verhaltenswissenschaften für die Praxis der Sozialarbeit und Sozialpädagogik herangezogen und in deren Theorie eingebaut werden sollen.

Was die Soziologie betrifft, so hält es z. B. Helge Peters[4] für wichtiger, „die sozial-strukturellen Bedingungen abweichenden Verhaltens zu ermitteln", als den „Folgen höchst individueller psychischer und sozialer Konstellationen" nachzugehen. Er fordert daher die „Einrichtung einer kommunalen Zentrale . . ., die mit Soziologen zu besetzen wäre". Die Bewährungsprobe einer solchen *soziologischen Sozialarbeit* und Sozialpädagogik in Theorie und Praxis steht allerdings noch aus, obwohl an einigen Hochschulen, z. B. an der Pädagogischen Hochschule Berlin, viel in dieser Richtung gearbeitet wird.

Noch deutlicher als in der Praxis tritt die Uneinigkeit in Zielsetzung und Methodik in der Ausbildung an Fachhochschulen und Universitäten in Erscheinung. Während z. B. das Institut für Erziehungswissenschaft der Universität Tübingen den Studierenden neben Schulpädagogik und Sonder-Pädagogik eine Sozialpädagogik anbietet, in der Jugend- und Sozialrecht, Sozialpsychiatrie und Psychoanalyse sowie Kommunalwissenschaft als Wahlpflichtfächer vertreten sind, gelten am Institut für Sozialpädagogik und Erwachsenenbildung der Freien Universität Berlin „Arbeit mit einzelnen", „Arbeit mit Gruppen", „Jugendkriminologie" und „Sozial-Administration" als Studienschwerpunkte[5]. Soziologie, Psychologie und Pädagogik werden (von den verschiedenen Schulrichtungen ganz zu schweigen) in sehr verschiedenem Ausmaß in die Studienpläne eingebaut.
Überblickt man die Literatur, dann kann man feststellen, daß der soziologische Gesichtspunkt in Sozialarbeit und Sozialpädagogik nicht immer und, wo überhaupt, nicht hinreichend genug integriert ist. Die Kleingruppen-Forschung wird zwar fast überall berücksichtigt[6], der gesellschafts*kritische* Aspekt aber fehlt fast durchweg. Dies trifft besonders für die Bücher über soziale Gruppenarbeit von Gisela Konopka[7], Bernstein/Lowy[8] und Robert D. Vinter[9] zu. Dafür finden hier jedoch die Methoden und Techniken der Gruppendynamik, wie sie von Kurt Lewin[10], Peter R. Hoffstätter[11] und Tobias Brocher[12] dargestellt worden sind, breite Anwendung, so daß man durchaus von einer Integration der Gruppendynamik in die *Theorie* der Sozialarbeit sprechen kann. Auch in der *Praxis* von Sozialarbeit und Sozialpädagogik spielen Erkenntnisse und Erfahrungen der Gruppendynamik in zunehmendem Maße eine Rolle. Dies zeigt sich u. a. in dem hohen Prozentsatz von Sozialarbeitern und -pädagogen unter den Teilnehmern gruppendynamischer Laboratorien. Außerdem werden die „Chancen der Gruppenpädagogik"[13] in zunehmendem Maße schon in das Studium eingebracht[14]. Ein traditioneller Ansatz zum Verständnis von Gruppen und für einen besseren Umgang mit ihnen stammt aus dem sog. Schwalbacher Kreis und ihm nahestehender Autoren[15]. Man spricht explizit von Gruppenpädagogik, erklärt diese als „Erziehungsmittel"[16], das „in pädagogischer Verantwortung . . . auf pädagogischer Grundlage" angewandt wird. Kurt Spangenberg hat in der erweiterten 5. Auflage seines Buches „Chancen der Gruppenpädagogik"[17] unter Einbeziehung der neueren angelsächsischen Literatur zur Gruppendynamik, Interaktionsforschung und Organisationstheorie die modernen Entwicklungen und Perspektiven der Gruppenpädagogik seit 1968 aufgezeigt und der

Sozialarbeit und Sozialpädagogik als Chance angeboten. Diese Herausforderung zu nutzen bedarf freilich noch angestrengter Arbeit, da die sozialen Felder, mit denen Sozialarbeit und Sozialpädagogik zu tun haben, ungleich dem einzigen Feld der Schulpädagogik, sehr verschiedenartig sind und höchst heterogene Probleme aufwerfen, für die jeweils spezifische Lösungen gesucht und gefunden werden müssen — man denke nur an so verschiedene Aufgaben wie Jugendhilfe, Resozialisierung Straffälliger, Obdachlosenarbeit oder Sozial-Psychiatrie.

Die Psychoanalyse kann bei diesen Lösungsversuchen eine entscheidende Rolle spielen. Dies ist die Hauptthese dieser Arbeit und wird im einzelnen zu begründen sein. Zur Resozialisierung Straffälliger wurden von psychoanalytischer Seite schon früh Beiträge geliefert[18], neue kommen laufend hinzu[19]. Die soziale Arbeit mit Bewohnern von Obdachlosensiedlungen ist, obschon bereits in den zwanziger Jahren theoretisch versucht, erst spät in den Anwendungsbereich der Psychoanalyse einbezogen worden, dann allerdings mit durchschlagendem Erfolg[20]. Die anderen sozialen Felder wie Jugendarbeit, insbesondere Jugendfreizeitarbeit, und das der Familienfürsorge sind bis jetzt psychoanalytisch vergleichsweise wenig aufbereitet. Zwar gibt es eine ganze Reihe ausgesprochen psychoanalytischer Arbeiten, in denen es um Probleme von Jugend und Familie geht[21], es fehlt jedoch eine speziell auf die Belange von Sozialarbeit und Sozialpädagogik zugeschnittene Methodenlehre. Das gleiche gilt für die Sozialarbeit mit Kindern: Hier gibt es neben den streng psychoanalytischen Beiträgen[22] keine spezifischen Angebote aus psychoanalytischer Perspektive, die in der Sozialpädagogik anwendbar wären.

Eine sehr stringente Anwendung der Psychoanalyse in der Sozialarbeit stammt von Isca Salzberger-Wittenberg[23], auf Sigmund Freud und Melanie Klein gleichermaßen beruhend. Sie bezieht sich auf die Einzelfallhilfe, beschränkt sich auf Erwachsene der Mittelschicht, überträgt aber in überzeugender Weise die psychoanalytischen Konzepte der Beziehung zwischen Analytiker und Analysand auf die Beziehung zwischen Sozialarbeiter und Klient. Versuche, die Psychoanalyse in die Sozialarbeit und Sozialpädagogik einzubringen, sie dort anzuwenden oder gar einzubeziehen, sind umstritten. Viele politisch engagierte Sozialarbeiter lehnen die Psychoanalyse als bürgerliche Ideologie der Jahrhundertwende diskussionslos ab. Die meisten halten sie indessen für einen wichtigen Beitrag zum Verständnis des notleidenden Menschen, für eine brauchbare Methode im praktischen Umgang mit einzelnen und Gruppen und zur Diagnostik und Aufarbeitung eigener Schwierigkeiten bei der praktischen Arbeit.

Ich hatte seit 1972 Gelegenheit, die Psychoanalyse am Institut für Sozialpädagogik und Erwachsenenbildung der Freien Universität Berlin zu erproben. Dabei konnte ich aus der praktischen Erfahrung in der Ausbildung von Studierenden Daten sammeln, die geeignet sind, die Hauptthese dieser Arbeit, daß die Psychoanalyse bei den Lösungsversuchen im Bereich von Sozialarbeit und Sozialpädagogik eine entscheidende Rolle spielt, zu beweisen. Darüber hinaus hatte ich mir die Aufgabe gestellt, Möglichkeiten und Grenzen einer Anwendung der Psychoanalyse auf diesem wichtigen Sektor gesellschaftlicher Praxis abzustecken. Da ich ausschließlich im Rahmen des Studienschwerpunktes „Arbeit mit Gruppen" tätig war, soll die Problematik der Wechselbeziehung zwischen Psychoanalyse und Sozialarbeit vorzugsweise auf diesem Gebiet dargestellt werden. Ziel ist es, Möglichkeiten und Grenzen der folgenden drei Konzepte einer Kooperation von Psychoanalyse und Sozialarbeit zu untersuchen:

a) Psychoanalytisch konzipierte Sozialpädagogik und Sozialarbeit.
b) Psychoanalyse als Hilfswissenschaft für besondere Fragestellungen in Sozialpädagogik und Sozialarbeit.
c) Psychoanalyse als integrierender Bestandteil einer pluridisziplinären Theorie der Sozialarbeit neben Ökonomie, Soziologie und Pädagogik.

Dieses Ziel wiederum soll auf folgenden drei Wegen angegangen werden:

1. Kritische Übersicht über die einschlägige Literatur im Hinblick auf die drei genannten Möglichkeiten;
2. Darstellung praktischer Erfahrungen in der Ausbildung von Sozialarbeitern in Selbsterfahrungs- und Supervisionsgruppen;
3. kritische Auswertung der Ergebnisse im Hinblick auf die Hauptthese des Buches.

Beginnen wir damit, anhand einiger Literaturbeispiele aus Sozialarbeit und Sozialpädagogik zu überprüfen, ob hier überhaupt und falls ja, inwieweit darin psychoanalytische Kenntnisse und Erfahrungen Eingang gefunden haben.

II. Die Psychoanalyse in der sozialpädagogischen Literatur

Gibt es überhaupt Ansätze für ein psychoanalytisches Verständnis der spezifischen Probleme von Sozialarbeit und Sozialpädagogik? Die „Einführung in die Sozialpädagogik" von Helmut Rünger[1] erwähnt „eine besondere Form der Gruppenpädagogik, geprägt von der Tiefenpsychologie"[2], ohne sie jedoch näher zu charakterisieren. In dem von Hermann Röhrs herausgegebenen Sammelband „Die Sozialpädagogik und ihre Theorie"[3] finden sich in dem Beitrag von Erika Hoffmann die Sätze: „Vor allem brauchen wir den Anschluß an die im Ausland fortentwickelte Tiefenpsychologie, die in den zwölf Jahren bei uns nicht völlig zurückgedrängt worden war, aber doch so weit, daß sie nur als Therapie für ausgesprochen seelisch Kranke sich erhalten konnte, während im Ausland diese neue Auffassung der menschlichen Reifung überhaupt im breiten Ansatz für die sozialpädagogische Arbeit wirksam wurde als Casework und Groupwork — Einzelfallhilfe und Gruppenarbeit."[4] Diesen Einsichten über die Notwendigkeit einer tiefenpsychologischen Dimension in Sozialpädagogik und Sozialarbeit stehen Warnungen vor Einseitigkeiten gegenüber, so in dem Beitrag von Herbert Lattke[5], wo es heißt: „Wenn die Sozialarbeit zu stark unter den Einfluß der Psychotherapie gerät, bedeutet (das) eine Einengung; (wenn auch) alle Sozialarbeit (wahrscheinlich) ein therapeutisches oder kuratives Moment enthält."[6] Die „Einführung in die Sozialpädagogik" von Klaus Mollenhauer[7] berücksichtigt die psychogenen Erkrankungen bei Kindern und Jugendlichen"[8] in der Erörterung der sozialpädagogischen Probleme der Jugendarbeit und eine Konfliktlehre, die soziale und personale Konflikte unterscheidet und die sich hauptsächlich auf Lückerts Konfliktpsychologie[9] stützt.

Diese vier Beispiele zeigen, wie wenig tiefenpsychologische Erkenntnisse bisher in Sozialarbeit und Sozialpädagogik einbezogen worden sind. Etwas besser sieht es in dem in den USA vielgelesenen „Klassiker" der Sozialarbeit von Walter A. Friedlaender aus[10]. Hier wird auf Kräfte hingewiesen, „die außerhalb bewußter Kontrolle liegen"[11], ferner auf „unbewußte Abwehrhaltungen"[12], unbewußte Motivationen beim Klienten[13] und die Nützlichkeit, „die Übertragung kritisch zu untersuchen"[14]. Das Aufdecken der „vergessenen" Ursachen des Verhaltens wird in ausgesuchten Fällen sogar als Ziel und Technik der Sozialarbeit hervorgehoben[15], was allerdings „viel Einsicht in die eigene Persönlichkeit“ und „erhöhte Sensibilität gegenüber anderen“[16] voraussetze.

Soviel über psychoanalytische Perspektiven in der allgemeinen Literatur über Sozialarbeit und Sozialpädagogik. Wie sieht es nun aber mit der Anwendung psychoanalytischer Konzepte im Bereich der sozialen Gruppenarbeit aus, dem Bereich, der hier besonders berücksichtigt werden soll?

In der Auswahl aus Schriften und Dokumenten der Gruppenpädagogik von C. P. Müller[17] entdeckt man nicht eine Spur von Psychoanalyse. Arbeit mit Gruppen ist hier ausschließlich auf ein aus Jugendbewegung und Reformpädagogik gespeistes, rein erziehungswissenschaftliches Verständnis des Umgangs mit Gruppen reduziert. Auch in Heinrich Schillers „Gruppenpädagogik als Methode der Sozialarbeit“[18] — in Klammern „Social Group work“ genannt — dominiert der pädagogische Gesichtspunkt, ebenso bei Herbert Lattke[19], der vom pädagogischen Gehalt und Auftrag der Sozialarbeit[20] spricht und den „pädagogischen Kern“ der Sozialpädagogik als „Gemeinschaft der Erziehungsmittel“ betont[21]. Jedoch hat H. Lattke sich auch sehr für die Psychoanalyse in der Sozialarbeit eingesetzt[22] und H. Schiller[23] hat seinen pädagogischen Ansatz mit aus der Psychoanalyse stammenden Beiträgen, z. B. von August Aichhorn[24], S. R. Slavson[25], Erik E. Erikson[26], H. Zulliger[27] und O. Pfister[28] entschieden erweitert. Wenn er die psychoanalytischen Beiträge auch nicht im einzelnen würdigt, ist für ihn doch selbstverständlich, „daß sich auch Sozialarbeiter mit der Psychoanalyse vertraut gemacht haben, versprach sie ihnen doch das wissenschaftliche Rüstzeug für ihre praktische Arbeit“[29], und daß „Methoden wie ‚Casework‘ und ‚Groupwork‘ grundlegend auf der Freudschen Psychologie basieren“[30].

Die „Auswahl drei“[31] der „Beiträge zur Gruppenpädagogik“ kreist wieder ausschließlich um erziehungswissenschaftliche Bemühungen eines Verständnisses der Phänomene einer Gruppe und der Prozesse in ihr, ist stark praxisbezogen und versucht für Theorie und Praxis allenfalls die aus der Lewinschen Schule stammenden Methoden der Gruppenarbeit und des Rollenspiels für Sozialarbeit und Sozialpädagogik fruchtbar zu machen. Das Ergebnis ist eine in sich geschlossene, mit anderen Richtungen wenig verbundene Schule der sozialen Gruppenarbeit ohne Berücksichtigung psychoanalytischer Gesichtspunkte.

Dies ist anders in dem Buch von Gisela Konopka: „Soziale Gruppenarbeit, ein helfender Prozeß.“[32] Hier gibt es den Begriff „Psychotherapeutische Sozialarbeit“ als eine „in direkter und verantwortlicher Beziehung zur Psychotherapie ausgeübte Sozialarbeit"[33]. Es heißt dort ferner, „daß jede Praxis in Einzelfallhilfe und sozialer Gruppenarbeit einen psychodynamisch orientierten Sozialarbeiter erfordert, der mindestens um die Bedeutung der frühen Kindheitserlebnisse weiß und die Begriffe Ambivalenz und Abwehrmechanismen kennt". Die Autorin stellt fest, daß die Psychoanalyse Freuds „notwendig (ist), um soziale Gruppenarbeit zu erörtern"[34], allerdings ohne diese Aussage in ihrem Buch explizit zu belegen. Statt dessen entwickelt sie ein dem Schwalbacher Ansatz nicht unähnliches eklektisches eigenes Konzept, in das eine den einzelnen betreffende dynamische Psychologie und Psychiatrie ebenso einfließen wie gruppendynamische und pädagogische Aspekte. Resultat ist eine Theorie, die der Gesprächs-Psychotherapie gleicht, etwa wenn Anerkennung und Ermutigung in der Arbeit mit Gruppen Behandlungsmittel sind und wenn vom Gruppenleiter neben Flexibilität, scharfem Wahrnehmungsvermögen, Intelligenz, schöpferischer Fähigkeit eine hohe Einfühlungsfähigkeit und die „Fähigkeit zu herzlicher Beziehung zu Menschen" gefordert werden[35]. Ähnlich verhält es sich mit dem Konzept von Helen Northen[36]: „Die Psychoanalyse hat ihren Teil ... beizutragen"[37], wenn es um „Übertragungsreaktionen"[38], die Identifikation des Praktikers mit dem Gruppenmitglied[39] und um den „verborgenen Sinn"[40] bzw. den „latenten Inhalt"[41] der Mitteilungen der Klienten geht. Mit der Berücksichtigung von Autoren wie Bales[42], Cartwright und Zander[43], Coser[44], Hare[45], Homans[46], Lindzey[47], Lippitt, Watson und Westyley[48] und Merton[49] ist Northers Ansatz nahezu ausschließlich sozialpsychologisch orientiert. Eine ausführliche Auseinandersetzung mit den Möglichkeiten und Grenzen der Psychoanalyse in Sozialarbeit und Sozialpädagogik fehlt bei ihr wie bei Gisela Konopka. Ein sozialpsychologisches Konzept vertritt ferner Harleigh B. Trecker[50]. Hier muß der Sozialarbeiter lernen, eine zweckmäßige Verbindung zum Klienten herzustellen, die Situation der Gruppe zu analysieren, selbst mit der Gruppe zu partizipieren, ein Programm zu entwickeln[51] und vor allem mit der zuständigen Behörde zusammenzuarbeiten[52]. Ziel ist das ständige Erfassen dessen, was objektiv mit der Gruppe vorgeht, durch „Bewußte Anwendung von Wissen und Verstehen"[53]. Nur an einer Stelle geht es auch um die Frage, wie „die objektiven Daten der Gruppe durch *unbewußte* Motivationen"[54] beeinflußt werden.

Die in Deutschland vielgelesenen „Untersuchungen zur sozialen Gruppenarbeit" von Saul Bernstein und Louis Lowy[55] enthalten manche psychoanalytischen Elemente, ohne daß diese als solche

deklariert werden (z. B. „ambivalente Gefühle“[56] und „Regression“[57]). Hauptsächlich geht es den Autoren aber um das Modell einer sozialen Gruppenarbeit auf der Grundlage der Gruppendynamik Lewinscher Prägung. Dabei stehen die Probleme von Macht und Vertrauen in Gruppen ebenso im Mittelpunkt wie die Schwierigkeiten von Konfliktlösung und Entscheidungsprozessen. In den „Beiträgen zur Praxis der sozialen Gruppenarbeit“ von Robert D. Vinter[58] ist von „Behandlung“ die Rede, auch wird der Gruppenleiter durchaus psychoanalytisch als „Objekt von Identifikation und Triebregungen“[59] gesehen. Dennoch sind die Empfehlungen dieses Autors im wesentlichen pädagogischer Natur; er hebt die Bedeutung des Zieles, eines Planes[60] und des Programms[61] hervor. Diagnose, Phasenmodell und Interventionsstrategien sind der soziologischen Kleingruppentheorie, der Gruppendynamik[62], der Sozialpsychologie und Kultur-Anthropologie[63] entlehnt, deren psychoanalytische Gesichtspunkte fehlen. Indem Vinter Diagnose und Therapie ausschließlich auf soziologische und sozial-psychologische Kategorien beschränkt, vermittelt er einen um den Bereich des Unbewußten reduzierten Zugang zur „Arbeit mit Gruppen“.
Christa Deichmann weist in ihrem Vorwort zu Dorothy E. Pettes' „Supervision in der Sozialarbeit“[64] darauf hin, daß die Supervision nur von Angehörigen des gleichen Berufsstandes ausgeübt werden kann, während Experten anderer Berufe als Sachverständige zu bestimmten Fragen konsultiert werden können[65]. „Der Einfluß der Theorie von Freud und anderen Psychoanalytikern auf die Sozialarbeit“[66] wird als bekannt vorausgesetzt, ohne daß darauf, wie in den schon zitierten Büchern von Bernstein/Lowy und Vinter näher darauf eingegangen würde. Es wird indessen deutlich, daß die Rolle des Supervisors nicht die des Therapeuten ist[67], sondern mehr die eines Administrators und Lehrers. Pädagogische Gesichtspunkte wie „die Notwendigkeit der Wiederholung, regelmäßiger Auswertungen und die Bedeutung der Korrektur und des Lobes“[68] stehen in dieser Vermittlung von Wissen im Vordergrund. Es wird ein Lehrplan[69] aufgestellt. Der Auswertung des Supervisions-Gesprächs wird große Bedeutung zuerkannt. Organisatorische Aspekte kommen dabei nicht zu kurz. Als Beispiele für die aus der Psychoanalyse stammenden Erkenntnisse sind Hinweise auf „Ängste, sich . . . exponieren zu müssen“[70], auf Abhängigkeit[71] und auf Schwierigkeiten im Umgang mit Gefühlen erwähnt[72].
In Merle M. Ohlsens Buch „Group Counseling“[73] geht es zwar primär um „Therapie-Gruppen“. Die darin dargestellten Einsichten lassen sich jedoch gut auf Sozialarbeit und Sozialpädagogik

anwenden. Deshalb wird es hier erwähnt. Ziel der Beratung ist es, den Menschen zu helfen, die Probleme zu lösen, ehe sie unlösbar werden[74]. Die Ziele müssen dabei in präzisen, meßbaren oder beobachtbaren Daten definiert sein[75]. Erfahrungen der Gruppendynamik werden ebenso berücksichtigt wie „therapeutische Kräfte". Als letztere gelten die Anziehungskraft einer Gruppe auf ihre Teilnehmer[76], die Zugehörigkeit zu einer Gruppe[77] und das Bedürfnis nach Sicherheit[78]. Der Leiter muß seine Rolle gegenüber den Gruppenmitgliedern definieren und darf nur solche Klienten in die Gruppe aufnehmen, bei denen er vernünftigerweise sicher sein kann, ihnen in der Gruppe helfen zu können[79]. Was die psychoanalytische Perspektive betrifft, so heißt es, der Berater möge die Übertragung nicht forcieren, da sie unnötig abhängig mache, die Intellektualisierung fördere, den Prozeß verlängere und möglicherweise das Übertragungsobjekt verletze[80].

In dem von William Schwartz und Serapio R. Zalba herausgegebenen Sammelband „Die Praxis der Gruppenarbeit"[81] verrät ein Zitat von G. Homans schon in der zweiten Zeile der Einleitung, daß die Position der Autoren sozialpsychologisch determiniert ist. Sie betonen die Abklärung der Bedürfnisse der Teilnehmer, die Definition einer Aufgabe und die Bedeutung des Vertrages zwischen Klient und Dienststelle. Der Gruppenleiter soll durch Verhandlungen die gemeinsame Grundlage zwischen Gruppenmitgliedern und Angehörigen der Dienststelle herausfinden, Hindernisse aufdecken, aus eigener Perspektive Ideen, Tatsachen und Werte beitragen, ferner eigene Vorstellungen und Gefühle einbringen sowie die Notwendigkeiten und die Grenzen der Situation definieren[82]. Gegenseitige Hilfe[83] und die Verantwortung für das eigene Handeln sind wichtige Prinzipien dieser Art von Sozialarbeit, die sich im übrigen ihre Supervision — in Übereinstimmung mit Christa Deichmann — selbst schaffen muß, anstatt sie fachfremden Vertretern zu überlassen[84].

Die psychoanalytischen Aspekte in den einzelnen Beiträgen reichen unterschiedlich weit. In dem Aufsatz „Gruppenarbeit in einem Obdachlosenheim" erwähnt Joan Shapiro die persönliche Identitätskrise des Sozialarbeiters im Umgang mit Obdachlosenbewohnern und dessen Angst vor Aggression und sexuellen Angriffen, die mit Überoptimismus, Verleugnung, Intellektualisierung und gegenphobischen Reaktionen abgewehrt wird[85]. Die anderen Beiträge zeugen von starken Wirkungen der Organisationstheorie und Gruppendynamik. Ausgesprochen pädagogisch ist der Beitrag von L. Shulman[86], der betont, wie wichtig das Sammeln von Daten, die Wiederholung und das aktive Durchführen eines Programmes ist, während David Heymann — im amerikanischen Schrifttum selten — politische Ziele verfolgt, wenn er den Sozialarbeitern bei einem Projekt gegen die Armut vorschlägt, auf die notwendige Änderung der Sozialpolitik hinzuwirken[87] und die Rechte und Bedürfnisse der Armen gegenüber den Behörden zu artikulieren[88]. Zugleich warnt er den Sozialarbeiter, sich ganz dem politischen Ziel zu verschreiben, da er spätestens nach sechs Monaten im Kampf gegen das System aufgeben müsse(!). Im übrigen hält er an der in der amerikanischen Literatur über Sozialarbeit und Sozialpädagogik oft gebrauchten Position des Vermittlers fest, die der Sozialarbeiter als dritte Partei zwischen Obdachlosen und Dienststellenvertretern einnehmen soll.

Unsere These ist: Die Psychoanalyse kann bei der Lösung der zahlreichen und verschiedenartigen Probleme in Sozialarbeit und Sozialpädagogik eine entscheidende Rolle spielen. Um diese Aussage zu überprüfen, ließen wir zunächst einige Autoren, die sich zur allgemeinen Sozialpädagogik und zur speziellen Sozialarbeit im Umgang mit Gruppen geäußert haben, Revue passieren. Untersuchen wir diese Literatur unter den drei von uns genannten Gesichtspunkten, so ergibt sich Folgendes:

Eine *psychoanalytisch konzipierte Sozialpädagogik und Sozialarbeit* existiert höchstens für den Bereich der Einzelfallhilfe. Hervorstechendes Beispiel ist der Beitrag von Isca Salzberger-Wittenberg, in dem das Unbewußte als der eigentliche Gegenstand der Psychoanalyse einen ihm gebührenden Platz einnimmt. An Sigmund Freud und Melanie Klein orientiert, zeigt die Autorin, welch wichtige Rolle Gefühle und Phantasien in der Beziehung zwischen Sozialarbeiter und Klient spielen. Es ist nur zu fürchten, daß der Autorin widerfährt, was sie selbst feststellt: „Oft genug werden die Erkenntnisse der Psychoanalyse grundsätzlich abgelehnt oder nicht beachtet."[89] Das wäre in diesem Beispiel einer Anwendung der Psychoanalyse in der Sozialarbeit deswegen nicht verwunderlich, weil die Darstellung, obwohl verständlich geschrieben, für den Nicht-Psychoanalytiker nicht immer einleuchtend und stellenweise befremdend wirkt, etwa wenn ohne Problematisierung von „angeborener Destruktivität" oder „pränatalen Erfahrungen" die Rede ist[90]. Dies zeigt die grundsätzliche Schwierigkeit, die Psychoanalyse Angehörigen anderer helfender Berufe ohne spezielle Ausbildung nahezubringen, eine Schwierigkeit, die auch den Verfasser im Umgang mit Studenten vor große Probleme gestellt hat (vgl. Kapitel III). Soviel läßt sich jedenfalls jetzt schon sagen: Aus Büchern allein läßt sich die richtige Einstellung nicht lernen. Wissensvermittlung reicht hier nicht aus. Notwendig ist vielmehr eine *Einstellungsänderung,* die nur durch engagiertes Lernen möglich ist, das den Lernenden erfaßt und seine Wünsche, Ängste und Abwehrmechanismen mobilisiert. Formen solchen emotionalen Lernens und Verhaltenstrainings sind erforderlich und müssen für Ausbildung, Fortbildung und Weiterbildung ausgebaut werden. Dieses Ziel zu realisieren ist jedoch praktisch außerordentlich schwierig. Nicht von ungefähr ist die Psychoanalyse im sozialpädagogischen Schrifttum wenig bis gar nicht rezipiert. Soziologische, sozialpsychologische und gruppendynamische Erkenntnisse sind nämlich viel leichter zu erfassen und auch leichter lehr- und lernbar, obwohl gerade die letzteren auch nicht ohne Training zu vermitteln sind. Im gruppendynamischen Training wird der einzelne jedoch nicht so sehr persönlich gefordert wie in einem psychoanalytischen Prozeß, sei es in der Einzelanalyse oder in der Gruppe.

Wie fruchtbar die Psychoanalyse in der Obdachlosenarbeit genutzt werden kann, zeigt das bekannte Buch „Die Gruppe“[91] von Horst-Eberhard Richter. Richter versteht seine Arbeit als Psychoanalyse „in Kooperation mit der Gruppeninitiative eines sozialpolitischen Arbeitskreises“. Sein Buch kann als Beitrag der Psychoanalyse zur Sozialarbeit verstanden werden; denn es sind ja in der Regel Sozialarbeiter und Sozialpädagogen, die in Obdachlosensiedlungen tätig sind. Der Psychoanalytiker bietet sich hier dem Sozialarbeiter und Sozialpädagogen als Helfer an, damit dieser die besonders schweren Probleme im Bereich von Obdachlosensiedlungen besser meistern kann. Richters Buch ist ein hervorragendes Beispiel dafür, wie *Psychoanalyse als Hilfswissenschaft* für besondere Fragestellungen und Probleme in Sozialpädagogik und Sozialarbeit theoretisch und praktisch helfen kann.

Ansätze zu einer *Integrierung der Psychoanalyse* als wesentlicher Bestandteil einer pluridisziplinären Theorie und Praxis finden sich bei Erika Hoffmann[92] („ohne tiefenpsychologischen Aspekt können wir unsere Arbeit nicht mehr tun“) und bei Heinrich Schiller[93] („Psychoanalyse verspricht den Sozialarbeitern das wissenschaftliche Rüstzeug bei ihrer praktischen Arbeit“). Am ehesten ist die Psychoanalyse noch in die Konzepte Walter A. Friedlaenders[94], Helen Northens[95] und Gisela Konopkas[96] einbezogen. Widerstand bzw. Abwehrmechanismen werden in diesen drei Büchern ebenso berücksichtigt wie die Übertragung und die Bedeutung der frühen Kindheit. Bis zu einem gewissen Grade haben diese drei Autoren die Psychoanalyse also durchaus in eine Theorie der sozialen Gruppenarbeit integriert, auch wenn diese Theorie sonst vor allem durch fundamentale humanistische Werte (Anerkennung des an-

deren), pädagogische Gesichtspunkte (Planen und Vorbereiten) und Aspekte der Gruppendynamik gekennzeichnet ist.
Bernstein/Lowy[97], Trecker[98] und Vinter[99] wenden in ihren Konzepten vorwiegend Erkenntnisse und Erfahrungen der Gruppendynamik an und leisten damit für Sozialpädagogik und Sozialarbeit dasselbe, was Kurt Spangenberg[100] für die allgemeine Pädagogik geleistet hat. Der *psychoanalytische* Gehalt dieser Versuche eines besseren theoretischen Verständnisses der Probleme im Umgang mit Gruppen geht jedoch nicht über das hinaus, was ohnehin in Allgemeinbildung und Umgangssprache Eingang gefunden hat. Die Psychoanalyse interessiert weder als Hilfswissenschaft noch wird eine auch nur minimale Integration versucht, geschweige denn an eine psychoanalytisch konzipierte Theorie der sozialen Gruppenarbeit gedacht. Das läßt auf Vorbehalte, zumindest Gleichgültigkeit gegenüber der Psychoanalyse schließen. Auch Merle M. Ohlsen[101] verhält sich gegenüber der Psychoanalyse sehr reserviert. Widerstand und Übertragung als essentielle psychoanalytische Konzepte werden zwar genannt, aber nicht integriert. Die von William Schwartz und Serapio R. Zalba[102] gesammelten Beiträge zu einer sozialen Gruppenarbeit enthalten trotz des Übergewichts sozialpsychologischer Theorien wichtige psychoanalytische Elemente, so in dem theoretischen Ansatz des einen Herausgebers (W. Schwartz), wenn er aufzeigt, wie wichtig es ist, Widerstände aufzudecken[103]. Einige Stellen machen deutlich, daß man in der Sozialarbeit ohne eine gewisse psychoanalytische Betrachtungsweise nicht auskommt. Begriffe wie Identitätskrise[104], Abwehrmechanismen[105], Widerstand[106] zeugen davon ebenso wie die Feststellung von Harold Lipton und Sidney Malter, daß man Konflikte aufdecken und nicht unterdrücken soll[107]. Alles in allem zeigen die Beiträge, daß die Psychoanalyse in dieses spezielle Feld der Sozialarbeit wenigstens teilweise einbezogen wurde.
Marinus van Beugen, ein bisher nicht erwähnter Vertreter einer „Agogischen Intervention“[108], hält die Psychoanalyse für keine geeignete Methode, um in Sozialarbeit und Sozialpädagogik angewandt werden zu können, da Freud „nur wenig technische Hinweise zu seiner Behandlungsmethode glaubte geben zu können und zu dürfen“[109]. In die „agogische Theorie“ des Autors sind statt dessen die leichter lehr- und lernbare klientenzentrierte Therapie von Carl Rogers[110] und die T-Gruppenmethode der Sozialpsychologie eingebaut. Dazu kommen wichtige Erträge aus der Organisationsforschung bzw. des „Action Research“, also der Handlungsforschung[111]. Insgesamt handelt es sich um ein Konzept, das nach Analyse der Situation „durch bewußt eingesetzte

Intervention" auf Grund einer „strategischen Planung"[112] Veränderungen im Hinblick auf ein bestimmtes Ziel mit bestimmten Mitteln vorbereitet, plant und durchführt. Es ist in seiner stringenten Logik relativ leicht lehr- und lernbar, läßt sich ohne allzu große Schwierigkeiten in der Praxis verwirklichen und ist somit ein bedeutender Beitrag zu einem besseren Verständnis und wirksameren Handeln in Einzelfallhilfe und Gruppenarbeit. Auch wenn die hier für entscheidend gehaltene psychoanalytische Dimension kein integrierender Bestandteil dieser „agogischen Theorie" ist (allenfalls in einer an Carl Rogers orientierten reduzierten Form), schmälert dies nicht die grundsätzliche Bedeutung dieses Werkes für jede Art von Sozialarbeit und Sozialpädagogik.

Eine *Integration* der Psychoanalyse in Sozialarbeit und Sozialpädagogik ist also, wo überhaupt, nur unvollkommen erfolgt.

Als *Hilfswissenschaft* ist die Psychoanalyse nicht besonders gefragt; eine Ausnahme macht lediglich die studentische Initiative der von H.-E. Richter beschriebenen Obdachlosenarbeit.

Von einer *psychoanalytisch orientierten Sozialarbeit* kann, abgesehen von dem Konzept Isca Salzberger-Wittenbergs, nicht die Rede sein; vor allem nicht in dem hier besonders interessierenden Bereich der „Arbeit mit Gruppen".

Angesichts dieser für Sozialarbeit und Psychoanalyse gleichermaßen unbefriedigenden Situation schien es reizvoll, einmal selber den Versuch zu machen, die Psychoanalyse in einer Anwendung auf Sozialarbeit und Sozialpädagogik auf die Probe zu stellen — ein Unterfangen, das, unabhängig vom Verfasser, auch Aloys Leber[113] in Frankfurt gewagt hat, der von einem „Transfer psychoanalytischer Reflexion in andere Berufsfelder"[114] und der „Notwendigkeit einer Konfrontation (der Psychoanalyse) mit (den) Zielgruppen und den jeweils spezifischen Problemen" (in der Sozialarbeit) spricht[115]. Jüngst hat auch Helmut Junker[116] den psychoanalytischen Aspekt in die Sozialarbeit eingebracht, indem er allgemein auf die „seelischen Voraussetzungen für helfende Berufe"[117] hinweist und im einzelnen brauchbare Hinweise für ein besseres tiefenpsychologisches Verständnis der Interaktionen zwischen Klient und Sozialarbeiter gibt. In diesem Zusammenhang erwähnt er ausdrücklich, daß es bislang kein „umfassendes, d. h. die Psychoanalyse integrierendes Konzept" und damit auch keine entsprechende Ausbildung[118] für die sozialen Berufe gibt.

Von dieser Ausgangssituation her ist die folgende Darstellung eigener Versuche einer Integration der Psychoanalyse in Sozialpädagogik und Sozialarbeit zu verstehen.

III. Das Experiment einer psychoanalytischen Sozialarbeit

Praktische Erfahrungen in der Ausbildung von Sozialarbeitern und Sozialpädagogen

Wie jedem praktischen Tun gingen auch unserem Handeln theoretische Überlegungen voraus. Sie wurden zusammen mit Ernst-Günther Skiba im Herbst 1971 angestellt und führten zu folgendem Grundkonzept: Nach dem Modell der Ausbildung zum Psychoanalytiker sollte auch die Integration der Psychoanalyse in das Studium der Sozialarbeit und Sozialpädagogik auf den drei „Säulen"

a) Selbsterfahrung
b) theoretische Ausbildung und
c) praktische Ausbildung unter Kontrolle

ruhen. Dieses Konzept hat sich in der Ausbildung zum Psychoanalytiker und Psychotherapeuten im In- und Ausland seit Jahrzehnten bewährt. Demnach macht der angehende Psychoanalytiker eine genügend lange Selbsterfahrung in Psychoanalyse durch, indem er sich selbst in die Position des Patienten begibt. Um dieselbe Zeit beginnt seine theoretische Unterweisung in Seminarform über psychoanalytische Theorie und ihre Grundprobleme sowie über psychoanalytische Technik. Dies geschieht sowohl anhand der einschlägigen Literatur als auch an Fallbeispielen aus der Praxis. Diese beginnt in einem fortgeschrittenen Stadium der Ausbildung dann, wenn der Kandidat selbst Patienten behandelt und diese Behandlungen kontinuierlich mit einem erfahrenen Psychoanalytiker durchspricht (Supervision).

Eine grundsätzlich gleichartige Ausbildung wird nach den Richtlinien einer Expertenkommission für den angehenden Gruppen-Psychotherapeuten gefordert:

a) die Ausbildung beginnt mit Selbsterfahrung durch Teilnahme an einer analytischen Gruppe mit mindestens 50 Sitzungen;
b) die theoretische Ausbildung vermittelt den gegenwärtigen Wissens- und Erfahrungsstand über die verschiedenen theoretischen Konzeptionen, die gruppentherapeutischen und gruppendynamischen Modelle und die daraus abgeleiteten Methoden;
c) die praktische Ausbildung umfaßt die Teilnahme an einem gruppentherapeutischen Prozeß von mindestens 25 Sitzungen

als Beobachter und die Durchführung von zwei gruppentherapeutischen Behandlungen über einen längeren Zeitraum unter Supervision.

Darüber hinaus gilt

d) die Teilnahme an einem gruppendynamischen Laboratorium von mindestens zehn Tagen Dauer als wünschenswerter Bestandteil der Ausbildung.

Im Hinblick auf den künftigen Sozialarbeiter und Sozialpädagogen wurde nun die Hypothese aufgestellt, daß dieses in der Ausbildung zum Psychoanalytiker und Gruppentherapeuten bewährte Modell auch auf das Studium der Sozialarbeit und Sozialpädagogik anwendbar sei. Im einzelnen sieht dieses psychoanalytisch orientierte Konzept eines Studiums der Sozialpädagogik und Sozialarbeit so aus:

Einem Grundstudium in Erziehungswissenschaft, Soziologie und Psychologie folgt ein Hauptstudium, das im Studienschwerpunkt „Arbeit mit Gruppen“ nach folgendem Schema durchgeführt wird:

1. Teilnahme an einer Selbsterfahrungs-Gruppe über mindestens eineinhalb Jahre. Hier haben die Teilnehmer Gelegenheit, zu erfahren, wie eine Gruppe entsteht, deren Dynamik zu erleben und zu beobachten, wie sich Übertragungen und Projektionen in der Gruppe abbilden. Auf Wunsch und bei Konsens der Teilnehmer können auch eigene Probleme eingebracht werden. Damit haben die Teilnehmer die Chance, sich selbst als subjektiven Faktor in einer Gruppe kennenzulernen. Sie erwerben gleichzeitig die Voraussetzungen dafür, künftig als eigener Gruppenleiter die Interaktionen zwischen sich und der Gruppe als objektiven Faktor entsprechend einschätzen zu können.
2. Praktikum mit Gruppen in verschiedenen sozialen Feldern: z. B. Eltern-, Kinder-, Jugendlichen-Gruppen, Gruppen mit Psychiatrie-Patienten, auf Station oder nach der Entlassung, Alkoholiker-Gruppen, Gruppen von asozialen Jugendlichen, Gruppen in Obdachlosensiedlungen, Initiativ-Gruppen usw.
3. Supervision dieses Praktikums in sog. Supervisions-Gruppen. Hier haben die Studierenden Gelegenheit, ihre Gruppen im Seminar vorzustellen. Die Rohdaten ihrer Gruppen werden dabei vorher schriftlich fixiert. Die jeweiligen Schwierigkeiten der Gruppenarbeit werden vom Leiter frei entwickelt und zum Gegenstand der Analyse in der Seminar-Gruppe gemacht.

Dieser Ausbildungsgang wurde inhaltlich wie folgt festgelegt:

Zu 1. Die Methode der Selbsterfahrungs-Gruppe soll zunächst eine ausschließlich an Therapiegruppen orientierte psychoanalytische sein. Verstehen und Deutung von Übertragung und Widerstand sind die Instrumente für den Umgang mit der Gruppe. Dabei soll erforscht werden, inwieweit diese bei den Patienten bewährten Methoden ohne Modifikation auch auf Studenten angewandt werden können. Wir gehen davon aus, daß viele Studenten an neurotischen oder zumindest an seelischen Konflikten leiden, meist ohne es zu wissen, unbewußt auch therapeutische Bedürfnisse haben, sich aber scheuen, diese zuzugeben. Dies beweisen eigene Erfahrungen während drei Jahren Studentenberatung an der Universität Stuttgart[1]. Dabei zeigte sich, daß ein sehr hoher Prozentsatz der Studierenden mit neurotischen Schwierigkeiten zu kämpfen hat, bei denen es sich nur teilweise um „studien*un*abhängige Symptome"[2] handelt. Vorwiegend sind sie durch die spezifischen objektiven Umweltfaktoren[3] bzw. das „pathogene Hochschulklima"[4] bedingt. Angesichts dieser Erfahrungen aus der Studentenberatung schien es umso dringlicher, den Studierenden eine hochschulinterne Möglichkeit der Selbsterfahrung anzubieten.

Zu 2. Die Studierenden arbeiten zunächst als Protokollant bzw. Beobachter, dann als Co-Gruppenleiter, schließlich mit wachsender eigener Erfahrung und in zunehmender Eigenverantwortung als Gruppenleiter in ihren Gruppen. Sie erhalten eine Anweisung, an der sie sich über Ziel und Methode ihrer Gruppenarbeit orientieren können. Es ist erwünscht, daß sie sich um Integrierung dessen, was sie selbst als Teilnehmer in der Selbsterfahrungsgruppe erfahren haben, bemühen.

Zu 3. Für die Supervision dieser Arbeit mit Gruppen wurde die Hypothese aufgestellt, daß sich die Erfahrungen von M. Balint mit Gruppen praktischer Ärzte[5] auch auf die Ausbildung von Studierenden der Sozialarbeit und Sozialpädagogik übertragen lassen. Hierbei wird vom Prinzip der Minimalstrukturierung ausgegangen, d. h. die Teilnehmer assoziieren frei zu dem Bericht des Gruppenleiters, während der Seminarleiter, orientiert am psychoanalytischen Modell zwischenmenschlicher Interaktion, den Prozeß verfolgt und, wo nötig, interpretiert.

Welche Erfahrungen haben wir mit diesem Ausbildungsmodell gemacht? Um das Ergebnis vorab zu nennen: Wir hatten die Rechnung ohne den Wirt, d. h. die Studenten, gemacht. Von ihnen kamen nämlich vom Moment der ersten Vorstellung unseres Modells an heftige Widerstände. Sie hatten verschiedene Gründe, die noch näher zu untersuchen sein werden. Zuvor soll die Erfahrung mit diesem Modell im einzelnen dargestellt werden, und zwar so, wie sich der erste Versuch mit ihm im Sommer 1972 und im Winter 1972/73 im Institut für Sozialpädagogik und Erwachsenenbildung der Freien Universität Berlin abgespielt hat.

Vor der ersten Sitzungsfolge fand eine *Vorbesprechung* mit ca. 40 Studenten am 21. 4. 1972 statt, bei der sich die ersten Widerstände gegenüber dem psychoanalytisch konzipierten Ausbildungskonzept entzündeten. Primäre Aufgabe dieser Vorbesprechung war es, die Bedürfnisse der Studierenden und das eigene Angebot auf einen Nenner zu bringen, wobei als dritter Faktor die Anforderungen der Diplom-Prüfungsordnung[6] zu berücksichtigen waren. Diese sieht u. a. vor, daß die Studierenden der Sozialpädagogik und Sozialarbeit als Voraussetzung für die Zulassung zur Diplom-Hauptprüfung „eine nach der Vorprüfung abgeleistete praktische Tätigkeit mit Supervision von viersemestriger Dauer in dem gewählten Studienschwerpunkt" nachzuweisen haben. In unserer psychoanalytischen Konzeption sah dieses Praktikum folgendermaßen aus:

1. Semester: Selbsterfahrungsgruppe
2. Semester: Selbsterfahrungsgruppe + eigenes Praktikum in „Arbeit mit Gruppen" mit Supervision
3. Semester: Eigenes Praktikum mit Supervision
4. Semester: Eigenes Praktikum mit Supervision

Während das Praktikum als solches und die Notwendigkeit der Supervision grundsätzlich akzeptiert wurden, geriet das Konzept der Selbsterfahrungsgruppe in das Kreuzfeuer der studentischen Kritik. Eine „Therapie in versteckter Form" sei abzulehnen. Selbsterfahrung könne „nie losgelöst vom sozialen Feld" erfolgen. Die Funktion der Selbsterfahrungsgruppe müsse hinterfragt, ihr politischer Gehalt kritisch analysiert und ihr Sinn inhaltlich überzeugend einsichtig gemacht werden. Im kommentierten Verzeichnis der Lehrveranstaltungen wurde die Funktion der Selbsterfahrungsgruppe folgendermaßen begründet[7]: „Ziel ist die Erfahrung, wie einer selbst auf andere wirkt und andere auf ihn, wie einer mit sich und den anderen umgeht und inwieweit hierbei Übertragungen und Projektionen eine Rolle spielen und sich unbewußte innere Konflikte auswirken. Letztere können dabei erkannt und abgebaut werden. Dadurch werden die Möglichkeiten des einzelnen für die späteren Aufgaben verbessert."
Zur Teilnahme an der ersten Gruppe dieser Art meldeten sich 18 Studierende, während die Mehrheit in ihrer Ablehnung verharrte. Die Versammlung drohte nach Art vieler Vollversammlungen jener Zeit zu „platzen", wenn nicht der Kompromißvorschlag einer thematisch orientierten Interessengruppe gemacht worden wäre, mit dem sich die meisten einverstanden erklären konnten. Neben der Selbsterfahrungsgruppe im engeren Sinne

gab es also von Anfang des Experimentes an eine parallel laufende themen-zentrierte Gruppenarbeit, die sich inhaltlich mit politischen Problemen der Sozialarbeit im allgemeinen und mit dem Sozialistischen Patientenkollektiv und seinem Schicksal im besonderen befaßte. Darauf soll an dieser Stelle nicht weiter eingegangen werden. Uns beschäftigt hier vielmehr die Selbsterfahrungsgruppe im engeren Sinn. Denn sie ist ein fundamentaler Bestandteil des ganzen Ausbildungskonzeptes.

Ich schildere jetzt zunächst die neun Sitzungen der Selbsterfahrungsgruppe im Sommer 1972. Von den ursprünglich 18 Aspiranten kamen 12 Studenten, von denen sieben den festen Kern der Gruppe bildeten. Die Sitzungen fanden in einer Frequenz von 1/Woche statt und dauerten jeweils eineinhalb Stunden. Allerdings wurde diese Zeit oft bis zu einer Viertelstunde überschritten. In der ersten Sitzung am 5. 5. 1972 deklarierte ich die Gruppe als ein Experiment, in dem die Teilnehmer Gelegenheit haben, sich selbst und andere in einer Gruppe zu erfahren, wobei sie auch eigene Probleme einbringen konnten. Das daraufhin einsetzende Schweigen wurde durch Fragen nach der Motivation unterbrochen. Ein Teilnehmer wollte herausfinden, warum er in Gruppen autoritär wirke. Hauptproblem war aber, daß eine fachfremde Teilnehmerin in der Gruppe saß, die nun die Aggression der anderen auf sich zog, wobei der typische Sündenbock-Mechanismus ablief. Schuldgefühle nach ihrem „Rausschmiß" zeigten sich bei einigen an betretenem Schweigen. Natürlich war dieser „Rausschmiß" — psychoanalytisch gesehen — auf unbewußter Ebene auch ein Hinauswerfen verleugneter eigener „böser" Anteile der Teilnehmer.
Eine Deutung dieser Zusammenhänge schien indessen nicht angezeigt. Ich dachte vielmehr auf Grund meiner Erfahrungen mit Therapiegruppen an das Verhältnis der Gruppe zum Leiter und an diesbezügliche gemeinsame Phantasien: Was hat er mit uns vor? Dieses Problem spielte denn auch prompt in der nächsten Sitzung eine Rolle: Die Atmosphäre war gespannt. Eine zu einer maoistischen Studentengruppe gehörende Teilnehmerin glaubte ein faschistisches Prinzip in der Gruppe entdecken zu können und wollte die Sitzung zu einer politischen Diskussion umfunktionieren. Ich deutete dies als einen Angriff auf die Autorität im allgemeinen, auf die Anordnung der Stühle im Kreis und auf mein Angebot der Selbsterfahrung im besonderen. Die Auseinandersetzung mit der Autorität zog sich über die gesamte Sitzungsfolge dieses Semesters hin. Dabei geriet ich immer wieder in den Brenn-

punkt der Kritik. Das Problem „Wer beherrscht wen?" bildete sich auch zwischen der „maoistischen" Teilnehmerin und der Gruppe ab. Über weite Strecken drehte sich der Gruppenprozeß um die Fragen: Sollen wir politisch handeln *oder* zuhören und nachdenken? Wollen wir diskutieren und rational analysieren *oder* wollen wir erfahren, wie wir gefühlsmäßig miteinander umgehen? Dies wurde als Konflikt der Gruppe als solcher interpretiert, ohne daß der Konflikt im Lauf der Sitzungsperiode hätte gelöst werden können. Fehlte die Repräsentantin des politischen Analysierens und Handelns, hätten es die anderen „als Sieg empfunden, wenn sie gekommen wäre". War sie da, konnte sie nur schweigen, um den therapeutisch Interessierten nicht deren Bedürfnis zu zerstören, etwas mehr über die eigene Haltung zu erfahren. Zugleich wurde ich als Hindernis empfunden, zu einem besseren Selbstverständnis der zerstrittenen Gruppe zu kommen. Im Erleben der Teilnehmer war ich es nämlich, der die zerstrittenen Teile der Gruppe nicht zusammenfinden ließ. Wieder, wie in der ersten Sitzung, war es das Problem des „Bösen", jetzt auf mich projiziert, den man hinauswerfen wollte. Opfer wurde aber nicht ich — die Angst, mich zu zerstören und dafür bestraft zu werden, wäre zu groß gewesen —, sondern die „Maoistin", die emotional und rational (durch Abstimmung) einstimmig als Personifikation des „Bösen" eliminiert wurde, gefolgt von Gefühlen der Erleichterung, der Schuld und der Trauer. Danach war sie für die Gruppe „gestorben". In den letzten zwei Sitzungen ging es noch um Essen — man könnte an Leichenschmaus denken — und die Verarbeitung der Schuldgefühle, die vorwiegend dem Leiter zugeschrieben wurden, der die Macht hätte haben müssen, der Gruppe eine Lösung ohne Spaltung zu ermöglichen. Die Gruppe empfand sich „als Selbstzerfleischungs"-Gruppe, was als Selbstdestruktion aus Enttäuschung über die nicht erreichten hohen Erwartungen im Hinblick auf politisches Handeln und auf das Lösen eigener Probleme interpretiert wurde.

Im folgenden Winter 1972/73 fanden 13 Sitzungen statt. Bis auf zwei neue Teilnehmer war die Zusammensetzung der Gruppe gleich geblieben. Nach der Ferienpause kam der Prozeß zunächst nur schleppend in Gang. Dann konvergierte das Geschehen in Unzufriedenheit über das einseitige psychoanalytisch ausgerichtete Lehrangebot. Ich hatte dies in gewohnter psychoanalytischer Weise als Kritik am Leiter verstanden und zu wenig beachtet, wie sehr die Teilnehmer mich als Verbündeten gegen andere Lehrkräfte zu gewinnen suchten. Psychoanalytisch betrachtet interpretierte ich die Aggression gegen das psychoanalytische Lehrangebot als verschobene Aggression gegen mich als Gruppenleiter, entstanden aus ödipaler Rivalität mit mir, während die Studenten in mir eine sie schützende Figur suchten, mit der sie herzlich und nah zusammenarbeiten wollten. Man freute sich über mein Kommen, konnte eigene Gefühle der Hilflosigkeit im Hier und Jetzt und vor der späteren Berufstätigkeit preisgeben, über Gefühle der eigenen Unzulänglichkeit, der Inferiorität, der Depression und leichter Verletzbarkeit sprechen und zugeben, daß die erste Sitzungsperiode neben der Enttäuschung doch geholfen habe, eigene Probleme besser zu erkennen. In der Sitzung vom 17. 11. 72 konnte die Teilnehmerin Kirsten* aus aktuellem Anlaß (Streik mit politischen Demonstrationen, Flugblättern und Plakaten) Wut über diese Form der Indoktrination äußern, verbunden mit akuter Angst, von den Teilnehmern der Gruppe deswegen angegriffen zu werden, gefolgt von Entspannung, als die gefürchtete Katastrophe nicht eintraf. Nach Deutung der *aktuellen* Dynamik in der Gruppe zeigte sich *historisch,* wie die Teilnehmerin durch gleichartige Erlebnisse als Kind sensibilisiert und damit — traumatisch fixiert — in ihrer Wahrnehmung eingeengt war. Reale und projizierte Anteile der Wahrnehmung konnten im Hier und Jetzt der Gruppe erlebt und partiell korrigiert werden. Im weiteren Prozeß war die Kooperation zwischen Gruppe und mir unter der Bedingung gut, daß ich mich mit den Teilnehmern gegen die institutionellen Mißstände verbündete, und es wurde produktive Arbeit geleistet.

Interpretierte ich die Angriffe gegen die Institution als verschobene Angriffe gegen mich selbst, herrschte Verwirrung und Ratlosigkeit, da die Gruppe sich ihres guten Objektes, das durchaus auch in idealisierender Übertragung[8] erlebt wurde, beraubt fühlte. Dazu kam eine Enttäuschung, daß das Idealobjekt Gruppenleiter in der Auseinandersetzung mit einer Feind-Gruppe die Erwartungen der Teilnehmer auf Schutz und Bestrafung der Feinde nicht erfüllte: Während einer Streikwoche hatte die Gruppe dennoch in dem von einer kommunistischen Studentengruppe besetzten Institut getagt, als eine Gruppe von etwa 15 organisierten Studenten den Raum mit drohender Miene betrat, die Mitglieder der Gruppe als Streikbrecher bezeichnete und in eine einstündige Diskussion verwickelte. Sie endete damit, daß die Gruppe wegen ihres realen Bezugs zu Unterschichtgruppen von den den Streik kontrollierenden Studenten die Erlaubnis erhielt, weiter zu tagen. Dieses Erlebnis wurde indessen in keiner Weise als Erfolg erfahren. Vielmehr war man mit mir unzufrieden und von mir enttäuscht,

* Der Name ist verändert

sprach mit verhaltenem Lachen von Vatermord und wollte mich los werden („ohne Leiter geht es besser“). Diese Haltung entsprang aber weniger einer positiv-ödipalen Konstellation, vielmehr einer narzißtischen Wut über die soeben erlebten Enttäuschung am Gruppenleiter, der den idealen Erwartungen in keiner Weise entsprach.

Wiedergutmachungs- und Rettungsversuche blieben ebensowenig aus wie die Hoffnung auf bessere Bewährungsproben von Gruppe und Leiter. Die Sexualität wurde als Problem thematisiert. Einige Teilnehmer konnten auch aussprechen, wie sehr sie sexuelle Beziehungen als bereichernd erleben, während andere ihre Ängste, im Stich gelassen zu werden, nicht ohne adäquaten Affekt artikulierten. In der darauffolgenden Sitzung (19. 1. 1973) fiel den Teilnehmern selber auf, daß meist nur verheiratete Gruppenmitglieder gesprochen, die anderen dagegen geschwiegen hatten. Es wurde deutlich, wie man durch seine Sozialisation in der Äußerung sexueller Gefühle gehemmt war und wie sehr sich die internalisierten Verbote trotz rationaler Überwindung bis in die Gegenwart hinein emotional ich-einschränkend auswirkten (Sexualität ist nur in der Ehe erlaubt, vor der Ehe oder außerhalb der Ehe aber verboten). Die gesellschaftliche Bedingtheit der „kulturellen Sexualmoral“[9] wurde im eigenen Verhalten in der Gruppe unmittelbar evident. Trotz dieser erfreulichen Erfahrungen endete die Sitzungsperiode für die meisten Teilnehmer wiederum enttäuschend. Kollektive Abwehrmechanismen (26. 1. 1973) stellten sich ein — aus Angst vor zu starken Gefühlsäußerungen (Trieb-Angst), unbewußt auch aus Angst vor Strafe („Prüfungssituation“) und aus Enttäuschung: Bei der Lösung der unter Überwindung von Widerständen einmal durchgebrochenen eigenen Probleme fühlten sich die Teilnehmer von mir im Stich gelassen. Diese Enttäuschung konnte in den verbleibenden zwei Sitzungen ebenso unvollkommen aufgearbeitet werden wie die über die anhaltende abstinente Haltung des Analytikers und die über das unausweichliche Ende der Sitzungsfolge.

Eine *Auswertung* dieser zweisemestrigen Sitzungsfolge der ersten Selbsterfahrungsgruppe im Institut für Sozialpädagogik an der Freien Universität Berlin fand am 4. 7. 1973 statt. Sie wurde auf Tonband aufgenommen und zeigt die grundsätzliche Einstellung der Studenten zu dem Projekt und soll daher im Wortlaut wiedergegeben werden. Die Sitzung wurde von mir eingeleitet:

„Die Gruppenarbeit stand unter der wissenschaftlichen Hypothese, ob mit rein psychoanalytischen Mitteln Selbsterfahrung für Studenten der Sozialpädagogik und Sozialarbeit möglich sei. Mit psychoanalytischen Mitteln heißt dabei: Der Leiter nimmt eine überwiegend passive Rolle ein und beschränkt sich auf die Interpretation der psychoanalytisch wahrgenommenen Interaktionen. Er folgt im übrigen dem Prinzip der Unstrukturiertheit und konzentriert sich auf Gruppe und einzelne Teilnehmer ohne Bezug auf ein Thema oder die Umwelt. Das Ganze sollte ein Experiment sein.

Anke:* Es war also Ihr (an den Leiter gewandt) Problem zuerst, aber es spielen noch eine ganze Reihe anderer Probleme mit; die Selbsterfahrungsgruppe ist besser mit unbekannten Teilnehmern und sinnvoller in dichterer Sitzungsfolge en bloc.

Silke: Es gab aber auch Hierarchieprobleme, vor allem war der Sinn der Gruppe nie ganz klar.

Anke: Das Problem „Vertrautheitsgrad" fand ich übersteigert, wie auch die Betonung des Kontraktes, der gegenseitigen Verbindlichkeit, das sagt überhaupt nichts aus, ist rein verbal.

Hubert: Es wäre besser gewesen, wenn mehr persönliche Konflikte hätten zur Sprache kommen können. Da ist psychoanalytische Interpretation hilfreich. Mir war das Ziel der Gruppe auch nicht klar. Die Interpretationen waren nicht relevant im Hinblick auf die Situation. Das Verhältnis zum Gruppenleiter war gestört. In Untergruppen war intimer Kontakt möglich.

Leiter: Der Autoritätskonflikt stand lange im Mittelpunkt.

Hubert: Es wurde nie richtig geklärt, ob man nun persönlich sprechen könne oder nicht. Sie haben darin selbst geschwankt.

Brigitte: Zuweilen echt geblockt.

Leiter: Es mußte doch etwas in der Gruppe sein, was ermöglicht, daß der Prozeß so leicht unterbrochen wird.

Anke: Es war die Unsicherheit in den Methoden.

Hubert: In der Gruppe und bei Ihnen. Sollte es nun gruppendynamisch oder psychoanalytisch sein?

Leiter: Die Unsicherheit der Methode widerspiegelt die Unsicherheit der Teilnehmer.

Brigitte: Es war das Dilemma: „Der sagt nichts, sagt vor allem nicht, was er will."

Anke: Es stimmt, das Konzept war nie klar gewesen.

---

* Die Namen sind wiederum geändert

Leiter: Die Unsicherheit war Ausdruck der Uneinigkeit unter den Teilnehmern. Das zeigte z. B. die Auseinandersetzung mit der „maoistischen“ Teilnehmerin. Es gibt Widerstände üblicher Art und solche grundsätzlicher Art. Das sind diese, die nach dem Sinn und nach der gesellschaftlichen Relevanz dieser Gruppe fragen. Wenn nur *ein* Teilnehmer grundsätzlich den Sinn der Gruppe in Frage stellt, hindert dies die psychoanalytische Arbeit, blockiert die andern und mich auch. Beide Seiten sind dann frustriert. Es ist doppelt tragisch, da jeder sich durch den andern behindert fühlt.

Hubert: Auch für mich kam die Frage nach dem Sinn, nachdem die Gruppe nicht lief.

Leiter: Wie sieht es denn jetzt aus mit der Einstellung gegenüber dem psychoanalytischen Konzept der Selbsterfahrungsgruppe?

Ernst: Die Alternative ist nicht sinnvoll. Es geht auch nicht, das Problem an Personen festzumachen. Es wurden einfach keine Sachprobleme erörtert. Eine von sachlichen Problemen abgelöste Gruppe schwebt im luftleeren Raum.

Sabine: Der Widerspruch wurde nicht gelöst. Die Sinnfrage hinderte die Annahme des psychoanalytischen Angebots.

Ernst: Eine Gruppe muß sich zuerst mit Sachfragen auseinandersetzen.

Sabine: Die Pflicht hinderte, freiwillig wäre es besser gewesen.

Karl: Es war doch nicht ganz so kontrovers, was passierte. Aber über den Sinn wurde nicht genügend ausgetauscht. Ich verstand nicht: Wieviel Prozent Therapie, wieviel Prozent Sachfragen.

Ernst: Was kann passieren? Es kann nichts passieren, wenn niemand herausgefordert ist. Entweder im Arbeitsbereich oder im persönlichen Bereich. Über meine Probleme zu sprechen ist objektiv nicht notwendig.

Sabine: Was ist Selbsterfahrung? Sie muß einen bestimmten Inhalt haben, sonst ist sie nur „Nabelschau“.

Ernst: Im Arbeitszusammenhang muß man die Dinge sehen. Warum habe ich da Schwierigkeiten? Dann bringt es mir etwas, dann kann ich es umsetzen, sinnvoll Konsequenzen ziehen.

Anke: Wenn Ihr (an die Studenten gewandt) eine so negative Einstellung habt, da blockt Ihr.

Ernst: Es muß begründet sein, wenn ich mitmachen soll.

Leiter: Offensichtlich werden innere Konflikte abgewehrt wie äußere Konflikte durch innere. Anscheinend ist es nicht möglich, mit Studenten innere Konflikte zu bearbeiten, weil sie ständig in Konflikten in der Außenwelt stehen. Dies scheint typisch für Studentengruppen zu sein. Wahrscheinlich treten diese Konflikte um so leichter auf, wenn die Gruppenarbeit nicht exakt definiert ist.

Ernst: Hier muß man die Kontroverse festmachen: Wir akzeptieren nicht eine existentielle Unabhängigkeit der Innenwelt.

Sabine: Keine Alternativen.

Ernst: Innenwelt ist nicht unabhängig von Außenwelt.

Leiter: Kriterien fehlen noch, um festzustellen, ob Außenwelt abgewehrt wird mit inneren Konflikten oder umgekehrt.

Sabine: Man kann Selbsterfahrung nicht so weit aus Außenwelt herausnehmen.

Ernst: Die Außenwelt ist die gesellschaftliche Relevanz, die Innenwelt ist das Unbewußte.

Sabine: Dies ist eine historische Trennung, die vielleicht einmal analytisch notwendig war. Bei den Konsequenzen aber müssen wir vorsichtig sein, hier läßt sich beides nicht so trennen, jedenfalls nicht in Studentengruppen.

Hubert: Ich hab' zunächst alle Probleme bei mir gesucht, dann sagte ich mir: Nicht ich allein hab' Schuld, sondern die Gesellschaft. Schließlich fing ich an, zu differenzieren. So habe ich es in der Selbsterfahrungsgruppe erlebt.

Leiter: Die gesellschaftliche Relevanz wurde von psychoanalytischer Seite oft betont, nur darf man das Problem darauf wohl nicht reduzieren.

Ernst: Wenn man auf die Reflexion der Innenwelt besteht, fehlen die Handlungen nach draußen, gibt es keine Veränderungen.

Leiter: Es ist richtig, wenn man einen Gegenstand aufgreift, muß man zuerst die soziologischen Gesichtspunkte sehen, z. B. auch die besondere gesellschaftliche Struktur an einer Hochschule. Das Primäre sind also die sozialen Konflikte, das Sekundäre die psychischen.

Hubert: Es geht um den Konflikt der Sozialarbeiter überhaupt. Die Über-ich-Problematik ist es nicht allein. Hier brachte die Studentenbewegung Fortschritte. Das ständige Schuldsuchen bei sich selbst wurde überwunden: Die Mängel wurden jetzt im wirtschaftlichen, im politischen System entdeckt.

Sabine: Es ist eine Frage der Identifikation mit dem Praktikum. Wir können uns mit dem traditionellen Sozialarbeiter nicht mehr identifizieren, wir sind darüber hinausgewachsen, haben eine neue Identität gefunden und erleben die Selbsterfahrungsgruppe als Rückfall in Probleme der Innenwelt, die wir gerade mit unheimlichen Schwierigkeiten überwunden haben.

Leiter: Eigene Konflikte, wenn sie noch nicht überwunden sind, erfordern eine Regression, um sie im Nachhinein aufarbeiten zu können, um dann umso besser progressiv handeln zu können.

Sabine: Ich würde es anders sagen, inhaltlich. Die Selbsterfahrungsgruppe ist kein adäquates Mittel, die Probleme zu lösen. Man muß den Wortschatz neu definieren.

Ernst: Die anthropologischen Grundannahmen der Psychoanalyse sind widerlegt, sie sind nur historisch gültig.

Leiter: Die Methode der freien Einfälle, Widerstand und Übertragung sind nicht veraltet, sind ubiquitär.

Sabine: Die Inhalte sind verschieden. Es stimmt, die formalen Vorgänge finden in allen Kulturen statt.

Ernst: Wie die Psychoanalyse entstanden ist, muß man historisch hinterfragen. Ihre Instanzen sind per se unterschiedlich verteilt. In der Unterschicht gibt es kein Über-Ich. Die relevante Klasse leidet nicht am Über-Ich, sondern am externen Über-Ich.

Leiter: Die Normen der Gesellschaft bilden das soziale Über-Ich.

Ernst: Das Handeln ist an Normen orientiert, an Sanktionen der Gesellschaft.

Leiter: Was wir jetzt hier haben, hatten wir in der Selbsterfahrungsgruppe auch. Dies wäre ein Thema für eine Interessengruppe, eine Arbeitsgruppe.

Hubert: Oder eine themenzentrierte Gruppe.

Leiter: So war es ja auch in dem ersten Semester in einer Gruppe abgelaufen.

Ernst: Es geht um Kritik des wissenschaftlichen Ansatzes der Psychoanalyse.

Leiter: Hier gibt es den naturwissenschaftlichen Ansatz, den historischen und den aus emanzipatorischem Interesse.

Ernst: Es ist eine große Frage, ob die Psychoanalyse emanzipatorisch ist.

Kirsten: Jetzt sind wir aber ziemlich vom Thema abgekommen.

Leiter: Mir scheint, es geht um die Grundannahmen, ob sie akzeptiert werden oder nicht. Es besteht eine Angst, sich damit zu identifizieren, weil, wie Sabine klar gesagt hat, damit die Identität eines jeden Teilnehmers bedroht wäre. Das gleiche ist mit mir der Fall.

Kirsten: Wir hätten so eine Aussprache früher machen sollen.

Sabine: Unsere sachlichen Motive wurden nicht genügend ernst genommen. Psychoanalyse ist nur *ein* Ansatz, *wir* sollten uns diesem Ansatz anpassen, nicht der Dozent sich unseren zu eigen machen.

Leiter: Ja, es ist besser, zunächst Ihrem Ansatz zu folgen, ihn zu verstehen, zu versuchen, sich mit den sozialen Problemen zu befassen und erst dann, wenn Sie das Gefühl haben, jetzt hat er uns verstanden, das eigene Angebot einbringen.

Sabine: Zuerst kommt die Auseinandersetzung an der Sache.

Hubert: Wäre es nicht besser, sich auf die Supervisionsgruppe zu beschränken?

Leiter: Die Selbsterfahrung kann nicht losgelöst von der Umwelt und ohne Bezug zum Klienten stattfinden. Dies hat die Erfahrung dieser zwei Semester gezeigt. Eine Therapiegruppe lebt in einer Art Wahnwelt ohne Bezug zur Umgebung. Dies ist dysfunktional bei Studenten, funktional nur bei Patienten, die Heilung suchen.

Sabine: Richtig, Therapiegruppe ist bei uns nicht indiziert.

Leiter: Therapiegruppe und Hochschule schließen sich gegenseitig aus. Eine psychoanalytisch orientierte Selbsterfahrungsgruppe ist möglich, aber nur in Zusammenhang mit der Umwelt. Das Resultat wäre dann: Die reine Selbsterfahrungsgruppe abschaffen, diese themenzentriert verstehen oder aufteilen nach den Bedürfnissen der Studierenden. Das heißt: Nur diejenigen, die wirklich Selbsterfahrung wollen, in eine Selbsterfahrungsgruppe; die anderen in eine themenzentrierte Gruppe oder in ein gruppendynamisches Seminar.

Sabine: Man hat also Alternativen, dann kann man sich auch theoretisch und praktisch darauf einstellen.

Brigitte: Es geht um einen stringenten Methodenbegriff. Das Beste scheint mir, problemzentriert zu arbeiten, d. h. je nach dem Problem eine passende Methode finden. Eine rein psychoanalytisch orientierte Methode kommt dabei wohl kaum in Frage.

Leiter: Es hängt von der Indikation ab, welche Methode am besten geeignet ist, um das Ziel zu erreichen. Dies könnte man eine problemzentrierte Technik nennen.

Hubert: Also gibt's drei Arten von Gruppen oder alle gehen in eine große Gruppe, aus der heraus kristallisieren sich dann Untergruppen.

Leiter: Dann hätten wir das gruppendynamische Laboratorium an der Universität und wir können sehen, was da passiert. Wir haben ein Plenum und mehrere Leiter und untersuchen die dabei entstehenden Prozesse psychoanalytisch, gruppendynamisch und soziologisch oder besser gesagt: in der umgekehrten Reihenfolge.

Sabine: Im Hauptstudium ist der Schwerpunkt auf den Praktika. Die Relevanz der Praktika für den einzelnen ist aber verschieden.

Leiter: Ergebnis dieses Gespräches ist, daß eine rein psychoanalytisch orientierte Gruppenarbeit nicht ausreicht, daß vielmehr ein pluralistisches Lehrangebot notwendig ist, um zu einer fruchtbaren Zusammenarbeit zu kommen."

Die *Auswertung dieser Auswertung* zeigt, daß nur die wenigsten Studenten mit dem Angebot einer psychoanalytisch konzipierten Selbsterfahrungsgruppe etwas anfangen konnten. Dies erscheint zunächst unverständlich, denn immerhin gelang es streckenweise, eine psychoanalytische Gruppenarbeit, die sich an der Technik in der Therapiegruppe orientierte, durchzuhalten. Beleg dafür sind die Sitzungen, in denen z. B. Teilnehmerin Kirsten wagte, sich gegen die politisch aktiven Studierenden zu stellen, wobei sich herausstellte, wie durch die Reize revolutionärer Plakate ganz bestimmte traumatische Kindheitserlebnisse im Hier und Jetzt der Gruppe konflikthaft wiedererlebt und ein Stück weit aufgearbeitet wurden, nachdem sich der innere Konflikt in der Gruppe als aktueller Konflikt abgebildet hatte. Ein anderes gelungenes Beispiel ist die Episode, in der es um Sexualität ging, als sich trotz der kognitiven Aufgeklärtheit der Teilnehmer im formalen Ablauf der Sitzung zeigte, wie die verinnerlichten Normen der Eltern Verhalten, Denken und Fühlen determinieren.

Die überwiegend ablehnende Haltung der Studenten gegenüber der Selbsterfahrungsgruppe wird aber verständlich, wenn man sie auf ihre psychologischen und politischen Gründe hin untersucht. Zuerst *die psychologischen Gründe:* Studenten stehen in einem Alter, das phasenspezifisch umweltorientiert ist. Die meisten befinden sich in der Adoleszenz, einem Alter, das durch die Polarität: „Identität" gegen „Rollendiffussion"[10] gekennzeichnet ist. M.-L. Moeller[11] hat auf Grund eigener Erhebungen bei Studierenden festgestellt, daß deren Adoleszenz verzögert abläuft und bis in das Erwachsenenalter hineinreicht. Bei Studenten herrschen nach Moeller die drei Abwehrmechanismen Agieren, Intellektualisieren und Projektion als „phasenspezifische Abwehrgruppe" vor. Genau diese von Moeller beschriebenen Denk- und Verhaltensweisen zeigten auch die Berliner Studenten, wie es in ihren eigenen Äußerungen am besten zum Ausdruck kommt: „Ohne Arbeits- bzw. Sach-Zusammenhang findet Selbsterfahrung im luftleeren Raum" statt oder wird als „Nabelschau" empfunden. „Eine existentielle Unabhängigkeit der Innenwelt" wird nicht akzeptiert. Man erlebt die Selbsterfahrungsgruppe als „Rückfall in die Probleme der Innenwelt, die man gerade unter unendlichen Schwierigkeiten überwunden zu haben glaubte." Man ist froh, die Mängel im wirtschaftlichen und politischen System gefunden zu haben. Die früher bei sich gesuchte Schuld wird nach draußen projiziert. Unter diesen Umständen nimmt es nicht wunder, daß der Gruppenprozeß immer wieder unterbrochen wurde: „Wenn Ihr so eine negative Einstellung habt, da blockt Ihr!" Auf der andern Seite war es sicher nicht optimal, den Studenten eine am Modell einer psychoanalytischen *Therapiegruppe* orientierte Methode anzubieten. Die passive, rein interpretierende Rolle des Leiters wird ebenso als unnatürlich empfunden wie das Prinzip der Minimalstrukturierung. Außerdem war ungünstig, daß die Selbsterfahrungsgruppe als Pflichtveranstaltung eingeführt war, was den Widerstand der Studenten geradezu herausfordern mußte.

Die Hauptursache der enttäuschenden Ergebnisse dürften aber die *politischen* Gründe sein: Wer ausschließlich die Außenwelt als „gesellschaftlich relevant" ansieht und die seelische Dimension nicht einmal als „kritische Theorie des Subjekts"[12] akzeptieren kann, muß eine gerade auf die Innenwelt fokussierende Methode im Ansatz ablehnen, denn sie fordert nicht Handlung und Handlung ist politisch notwendig, um gesellschaftliche Veränderungen zu erreichen. Wer schließlich die „anthropologischen Grundannahmen" der Psychoanalyse als „widerlegt" ansieht und höchstens als „historisch gültig" verstehen kann und den emanzipatorischen Charakter der Psychoanalyse in Frage stellt, kann das psychoanalytische Angebot einer Selbsterfahrungsgruppe nicht nützen; mehr noch, er muß es bekämpfen, denn, würde es aufgegriffen und ernst genommen, dann wäre der eigenen Position der Boden entzogen. Daher der initiale Widerstand („das ist geistiger Terror") und die immer dann heftiger einsetzende grundsätzliche Frage nach dem Sinn, wenn durch anlaufende psychische Prozesse die politische Argumentation in Frage gestellt wurde. Wäre die Selbsterfahrungsgruppe nämlich erfolgreich verlaufen, dann hätte ja die Psychoanalyse recht, dann gäbe es innere Probleme, die es zu lösen gilt. Das aber durfte nicht wahr sein. Deshalb mußte mit allen Mitteln erreicht werden, daß die Selbsterfahrungsgruppe scheiterte, dies schon aus klassenkämpferischen Gründen, denn die Psychoanalyse wird in dieser politischen Position als bürgerliche Wissenschaft der Jahrhundertwende verstanden, die nur der Mittelklasse dient.

Aus den Erfahrungen dieser zwei Semester Selbsterfahrungsgruppe haben sich im Hinblick auf die Möglichkeiten und Grenzen des psychoanalytischen Ansatzes in der Ausbildung von Studenten der Sozialarbeit und Sozialpädagogik für mich die Folgerungen ergeben:

1. Eine ausschließlich *psychoanalytisch konzipierte Ausbildung* nach dem Modell der Ausbildung zum Psychoanalytiker hat sich als nicht durchführbar erwiesen; jedenfalls nicht unter den Verhältnissen, wie sie im Sommersemester 1972 und im Wintersemester 1972/73 im Institut für Sozialpädagogik an der Freien Universität in Berlin gegeben waren. Das heißt jedoch nicht, daß eine *psychoanalytisch orientierte Ausbildung in Sozialarbeit und Sozialpädagogik* grundsätzlich nicht möglich wäre.

Ich halte sie unter folgenden Voraussetzungen für realisierbar:

a) *Freiwillige* Teilnahme an der Selbsterfahrungsgruppe mit Bereitschaft zu Kooperation auf der Basis des angebotenen Konzeptes;
b) *Begrenzung* auf Teilnehmer, die an dem psychoanalytischen Ausbildungskonzept speziell interessiert sind und dieses Interesse in einem Vorgespräch als echt bekundet haben.
c) Begrenzung auf Teilnehmer, die die psychischen Voraussetzungen für eine psychoanalytische Selbsterfahrungsgruppe mit Fokussierung auf unbewußte Konflikte mitbringen, was in einem psychoanalytischen *Interview* geklärt werden müßte. Zu diesen Voraussetzungen gehören eine relative Ich-Stärke, emotionale Stabilität und eine gewisse Fähigkeit zu Introspektion und Empathie, d. h. Kriterien, wie sie auch für die Zulassung zum Studium der Psychoanalyse angewandt werden.

Wegen der phasenspezifischen Besonderheiten von Studierenden zwischen 20 und 25 Jahren ist eine psychoanalytisch orientierte Ausbildung in Sozialarbeit und Sozialpädagogik lediglich als ein Aufbaustudium für ältere Studenten oder zur Weiterbildung bzw. Fortbildung bereits praktizierender Sozialarbeiter geeignet.

2. Während des regulären Studiums kann eine psychoanalytisch konzipierte Selbsterfahrungsgruppe höchstens als zusätzliches Mittel für eine begrenzte Anzahl von Studenten angeboten werden,

die das Bedürfnis haben, eigene Konflikte aufzuarbeiten. Die Psychoanalyse würde dann *als Hilfswissenschaft* bei besonderem Bedarf dienen. Die Möglichkeit hierzu muß nicht an der Hochschule selbst gegeben sein. Entsprechend motivierte Studenten suchen und finden solche Gruppen auch außerhalb der Hochschule bei niedergelassenen Psychoanalytikern oder in Form besonderer Kurse; dann allerdings deklariert als Therapie oder gruppendynamisches Laboratorium, in denen zwar andere Lernziele anvisiert werden (wie z. B. Erweiterung der Selbst- und Fremdwahrnehmung, Beobachten und Teilnehmen an Gruppenprozessen), therapeutische Ziele jedoch willkommener Nebeneffekt sind.
Wir halten fest:
3. Eine *psychoanalytisch konzipierte Ausbildung* ist nur für eine begrenzte Zahl von hierzu motivierten älteren Studenten als Aufbaustudium oder Fortbildungsveranstaltung denkbar. Als *Hilfswissenschaft* kann die Psychoanalyse für eine kleine Zahl therapiebedürftiger Studenten nützlich sein. Nach diesen Resultaten kann man nicht gerade behaupten, daß sich die These, die Psychoanalyse könne bei den Lösungsversuchen der Probleme in Sozialarbeit und Sozialpädagogik eine entscheidende Rolle spielen, bestätigt hätte. Um den Studenten, den Lehrkräften und der Psychoanalyse als Methode eine neue Chance zu geben, mußte also neu angesetzt werden. Hierzu bot sich das Konzept einer neben Soziologie, Sozialpsychologie und Gruppendynamik *in die Sozialarbeit integrierten Psychoanalyse* an.

IV. Das Konzept einer pluridisziplinären Theorie und Praxis der Sozialarbeit mit Psychoanalyse als integrierendem Bestandteil neben Soziologie, Gruppendynamik und Gruppenpädagogik

Das gescheiterte Experiment einer psychoanalytischen Sozialarbeit im Hochschulbereich unter Einschluß von Selbsterfahrung hat zweierlei gezeigt: 1. Man tut Studenten mit einem ausschließlich psychoanalytischen Lehrangebot keinen Gefallen; 2. man bringt dadurch die Psychoanalyse als Wissenschaft leicht in Mißkredit. Dies schließt jedoch, wie gesagt, nicht aus, daß es unter besonderen Voraussetzungen möglich ist, einem engeren Interessentenkreis Ausbildung in psychoanalytischer Sozialarbeit als Aufbaustudium oder zur Weiterbildung anzubieten. Allerdings müssen solche spezifischen Ausbildungsgänge erst noch entwickelt werden. Ziel wäre ein psychoanalytisch ausgebildeter Sozialarbeiter, der neben dem medizinisch und psychologisch vorgebildeten Psychoanalytiker und gleichberechtigt mit ihm spezielle Aufgaben der Sozialarbeit zu übernehmen hätte, und zwar in Lehre und Forschung, in der Supervision und in der Beratung von Sozialarbeitern und Sozialpädagogen, bei besonderen Problemen der zwischenmenschlichen Beziehungen, in Einzelfallhilfe und Arbeit mit Gruppen. Seine Aufgabe wäre vor allem das Aufdecken unbewußter Zusammenhänge. Eine entsprechende psychoanalytische Ausbildung würde erst *nach* einem Studium in Sozialarbeit und Sozialpädagogik stattfinden. Sie wäre also eine reine Ergänzungsausbildung für dafür besonders interessierte und auch begabte Sozialarbeiter.

Unser Ausbildungskonzept mit der Selbsterfahrungsgruppe ist deswegen nicht falsch. Falsch war nur die Indikation, genauer: der Zeitpunkt, zu dem Selbsterfahrung angeboten wurde, nämlich schon *während* des Hochschulstudiums, und das Angebot an eine Zielgruppe, der dafür wichtige Voraussetzungen fehlen. Bei einigen Teilnehmern war jedoch eine partielle Realisierung des skizzierten Aufbaustudiums möglich, nämlich bei denen, die bereits ein Studium der Sozialarbeit an einer Fachhochschule absolviert hatten, damit auch älter waren und eine gewisse Lebenserfahrung mitbrachten. Diese Studenten hatten viel weniger Widerstände und konnten das speziell psychoanalytisch ausgerichtete Angebot am besten nützen.

Diese Einzelfälle beweisen, daß psychoanalytisch konzipierte Sozialarbeit sich zwar nicht generell als Hochschulstudium eignet, wohl aber als Aufbaustudium oder zur Weiterbildung besonders dafür interessierter Sozialarbeiter.
Hierfür bieten sich zwei Möglichkeiten an, die von einer 1972 unter Vorsitz von Tobias Brocher tagenden Kommission der Deutschen Psychoanalytischen Vereinigung[1] formuliert worden sind und die unserer Fragestellung entsprechend abgewandelt wurden:

a) Ausbildung wissenschaftlich qualifizierter Sozialarbeiter vor allem als Hochschullehrer zur Anwendung der Psychoanalyse in Lehre und Forschung;
b) berufsspezifische Ausbildung und Fortbildung ohne das Ziel einer spezifisch psychoanalytischen Tätigkeit, aber mit dem Ziel einer größeren Wahrnehmungssensibilität für unbewußte Prozesse, zu erreichen über Supervisionsarbeit, Selbsterfahrungsgruppe, evtl. eigene Analyse.

Was die erste Gruppe betrifft, sollte die besondere wissenschaftliche Qualifikation bereits erkennbar bzw. überprüft worden sein. Ferner sollte die persönliche und berufliche Identität der an einer solchen psychoanalytischen Ausbildung Interessierten nicht in Frage gestellt sein. Für die zweite Gruppe berufsspezifischer Fortbildung kommen vor allem sowohl Selbsterfahrungsgruppen als auch Balint-Gruppen (vgl. S. 23) in Frage.
Nach G. Bittner[2] hat sich nach langjähriger Erprobung eines psychologischen Curriculums in der Ausbildung von Sonderschullehrern ein Konzept bewährt, das neben theoretischen Grundlagen eigene Erfahrungen in Trainingsgruppen bzw. psychodynamischen Fallseminaren und Selbsterfahrungsgruppen anbot. Hierbei ergaben sich aber in der Praxis die gleichen Schwierigkeiten, wie wir sie hatten.
Unser pluridisziplinäres Konzept einer Ausbildung in Sozialpädagogik und Sozialarbeit, in dem die Psychoanalyse integrierender Bestandteil neben Gruppendynamik und Gruppenpädagogik ist, geht auf kritische Anregungen der Studierenden zurück und stützt sich auf den in Zusammenarbeit mit Studenten von den Mitarbeitern des Instituts für Sozialpädagogik im Sommersemester 1972 entworfenen Studienplan in der Fassung vom 18. 9. 1973[3]. Es verarbeitet außerdem die einschlägige Literatur aus Soziologie, Gruppendynamik und Gruppenpädagogik und berücksichtigt ferner die Diskussion mit nordamerikanischen Experten wie Chris Dowell vom Erich Lindemann-Mental-Health-Center in Boston und Mrs. Oxley von der Berkeley University of Social Work[4]. Die

Hauptthese des Buches, daß Psychoanalyse in Sozialarbeit und Sozialpädagogik eine entscheidende Rolle spielen könne, wird durch den neuen Ansatz nicht hinfällig. Er *relativiert* sie nur. Das heißt, sie gilt *nicht* absolut und losgelöst vom gesellschaftlichen Gesamtzusammenhang und dessen historischen, ökonomischen und politischen Voraussetzungen. *Damit wird der politischen Ökonomie, den ökonomischen und politischen Bedingungen von Sozialpädagogik und Sozialarbeit und den soziologischen Grundlagen und Ergebnissen dieser Forschungen eine entscheidende Rolle zuerkannt*[5]. Dazu gehört, daß der Student die Institutionen der Sozialpädagogik und Sozialarbeit aus eigener Anschauung kennenlernt, deren Auswirkungen auf sozialpädagogische Handlungsvollzüge sehen kann und über die ökonomischen und politischen Probleme der Ausbildungsplanung für soziale Dienste Bescheid weiß[6]. Es genügt dabei nicht, daß der Studierende einmal im Laufe seines Grundstudiums eine Übung über Institution und Organisationsformen der Sozialarbeit[7] mitmacht oder an einem Seminar über ökonomische und politische Grundlagen sozialpolitischer Maßnahmen[8] teilnimmt. Er muß vielmehr diese Kenntnisse in der Praxis seines Arbeitsfeldes erwerben. Denn: Ohne die ökonomischen und gesellschaftlichen Umstände eines Arbeitsfeldes untersucht zu haben, ist eine psychoanalytische Betrachtungsweise nicht möglich. Dies ist die zweite, die Hauptaussage des Buches relativierende Aussage zu dem Konzept einer pluridisziplinären Theorie und Praxis der Sozialarbeit. Ehe wir jedoch in die Praxis gehen, empfiehlt sich ein Blick auf die einschlägige Literatur. Damit schaffen wir uns die entsprechenden theoretischen Grundlagen. Den Bezugsrahmen dazu liefern uns

1. die Gesellschaftswissenschaften einschließlich der Ökonomie;
2. die Theorie und Praxis der Gruppendynamik;
3. die sogenannte Gruppenpädagogik.

Diesen drei Bereichen wollen wir uns nacheinander zuwenden, indem wir die einschlägige Literatur kritisch durchsehen, das Grundsätzliche der drei verschiedenen wissenschaftlichen Zugänge erörtern und ihre Relevanz für die praktische Sozialarbeit und Sozialpädagogik untersuchen.

1. Der soziologische Aspekt in der Sozialarbeit

Schon 1917 legte Mary Richmond ein soziologisches Konzept der Sozialarbeit vor. Es hatte jedoch keine Wirkung, weil der Einfluß der Psychoanalyse und Psychiatrie in der amerikanischen Sozialarbeit besonders in den dreißiger Jahren die Soziologie in den Schatten stellte. Seit den sechziger Jahren schlägt das Pendel nun zur anderen Seite aus. Mit zehn bis zwanzig Jahren Verzögerung vollzieht sich diese Entwicklung auch in der Bundesrepublik. Auch das macht verständlich, daß das psychoanalytische Lehrangebot in einer Zeit soziologischer Hochkonjunktur wenig Gegenliebe fand. Eine hervorragende Einführung in die Soziologie der Sozialarbeit ist das Buch von Brian J. Heraud[9]. In ihm wird vor allem der Einfluß der sozialen Situation auf das Individuum betont[10]. Die Gesellschaft ist in jedem einzelnen repräsentiert, indem sie ihm bestimmte Rollen zuweist und ihn soziale Positionen einnehmen läßt, die in ihrem Gesamt die soziale Struktur bilden. Im Gegensatz zu der später zu referierenden deutschen marxistischen Literatur gibt dieses Buch eine ausgewogene Schilderung der sozialen Situation in der modernen Gesellschaft, wenn auch eingeschränkt auf die Gesellschaft der USA und Großbritanniens. Daß es verschiedene Klassen gibt, zwischen denen Unterschiede bestehen, wird nicht geleugnet. Die Klassen unterscheiden sich nach Prestige, beruflicher Position und Einkommen[11]. Die Unterschiede zwischen den Klassen beruhen — ganz marxistisch gesehen — auf der ungleichen Verteilung des Eigentums[12] bzw. auf den unterschiedlichen „Beziehungen zu Kapital und Eigentum", was zu ungleichen Machtverhältnissen in der Politik und in der Kontrolle sozialer Systeme führt[13]. Die unterschiedliche Sozialisation in der Mittel- und Unterschicht wirkt sich in spezifischen Sprachstilen aus. Auf sie hat besonders Basil Bernstein hingewiesen[14].

Für den Sozialarbeiter entstehen hier eine Reihe praktischer Probleme. Denn in der Regel stammt er aus der Mittelschicht, hat aber in seinem Beruf vorwiegend mit Angehörigen der Unterschicht zu tun. Als Angehöriger der Mittelschicht wird er auf Grund seiner eigenen internalisierten Normen und Werte[15] geneigt sein, die psychischen Probleme seiner Klienten überzubetonen und die materielle Not gering zu schätzen. Will er dies vermeiden, wird er im Umgang mit seinen Unterschicht-Klienten oft ratlos. Was ist hier zu tun? Es gilt, die „Kultur-Barriere"[16] zu durchbrechen, sich die Sprache des Klienten zu eigen zu machen, sich mit ihm zu identifizieren, um so erst eine Basis für eine gemeinsame Verständigung und damit für eine gemeinsame Arbeit zu schaffen. Das ist eine Voraussetzung, die Studenten nur sehr schwer zu erbringen lernen, ohne die aber jede Art politischer Aktivierung von Unterschicht-Klienten, zum Beispiel von Bewohnern von Obdachlosenheimen, zum Scheitern verurteilt ist. Es ist ja viel leichter (und entspricht ganz der erwähnten Gegenbewegung gegen die vermeintlich individualistische Betrachtungsweise der Psychoanalyse), sich gar nicht mehr auf den einzelnen einzulassen, sondern nur dessen Position und Rolle im sozialen System zu bestimmen, also eine soziale Diagnose zu stellen, wie Mary Richmond es schon 1917 gefordert hat. Die soziale Diagnose lautet demgemäß: Soziale Ungerechtigkeit und Ungleichheit. Die Therapie wäre logischerweise die Beseitigung dieser Ungleichheit. Aber wie? Dafür gibt es verschiedene Möglichkeiten[17]:

1. Man läßt die bestehenden sozialen Verhältnisse weiter bestehen. Ziel der institutionalisierten Sozialarbeit wäre es dann, die Normen der herrschenden Gesellschaft zu kontrollieren, mit individuellen Problemen umzugehen, die Klienten als Abweichende, Kriminelle oder Kranke zu deklarieren und sie wieder in die bestehende Gesellschaft zu integrieren, und sei es in Gefängnissen oder psychiatrischen Landeskrankenhäusern.
2. Man macht eine Revolution und versucht, eine neue gesellschaftliche Ordnung herzustellen.
3. Oder man sucht durch Verhandeln zwischen den in soziale Konflikte verstrickten Klassen Kompromisse zu schließen, etwa in der Form, daß die herrschende Klasse der Unterschicht Zugeständnisse macht, um Konflikte abzubauen und um eine Revolution zu vermeiden, wie das zum Beispiel in der Bundesrepublik Deutschland durch die Sozialgesetzgebung vielfach geschieht.

In diese großen sozialen Zusammenhänge ist der Sozialarbeiter hineingestellt, und er kann heute, wie ich schon in der Einleitung hervorgehoben habe, an den sozialen Gegebenheiten nicht mehr vorbeisehen. Dies war auch das Ergebnis meiner eigenen Lernprozesse in der Auseinandersetzung mit gesellschaftskritisch denkenden Studenten.

Der Sozialarbeiter muß also seine Rolle definieren. Dies tut er (vgl. die Auswertung der ersten zwei Semester Selbsterfahrungsgruppe), und nicht zuletzt deshalb war der Widerstand gegen die rein psychoanalytische Konzeption der Selbsterfahrungsgruppe so groß (S. 35).

Die Studenten stehen mit ihrer Gesellschaftskritik nicht allein. Auch bei Heraud wird das psychoanalytische Konzept kritisiert und festgestellt, daß es nicht um das Unbewußte, sondern um die Wirklichkeit gehe[18], daß Sozialarbeit mit dem Individuum allein kaum effektiv sei[19], und daß es die Studenten seien, die in der ihnen eigenen Art das neue politische Klima erspüren, die sozialen Konflikte wahrnehmen und darauf reagieren[20].

Wenn die politische Perspektive allerdings zum einzigen Gesichtspunkt für Sozialarbeit und Sozialpädagogik wird und die indivi-

duellen und psychischen Gesichtspunkte völlig bedeutungslos werden, dann kommt es zu denselben Einseitigkeiten wie in unserem ursprünglich ausschließlich psychoanalytischen Konzept. Solche Einseitigkeiten finden sich z. B. in den Beiträgen zu dem Buch „Sozialarbeit unter kapitalistischen Produktionsbedingungen“[21]. Hier geht es ausdrücklich um „Möglichkeiten nicht-systemstabilisierender Sozialarbeit“[22] und um die politische Forderung nach Veränderung der institutionellen Stellung der Sozialarbeit, die „nur gemeinsam mit einer Vielzahl von Kollegen im politischen Kampf durchgesetzt werden kann“[23]. Man ist überzeugt, daß die Tätigkeit des Sozialarbeiters derzeit ausschließlich den Interessen des Staates diene und nicht denen der Klienten[24]. Seine Funktion wird als „Reproduktionsagentur“ betrachtet, die nur psychologisiert und subjektiviert, als „Kompensationsagentur“, die Ungerechtigkeiten des sozialen Systems ausgleicht[25] und Widersprüche verdeckt[26], als „Oppressionsagentur“, die „Pflaster-Therapie“ betreibt, die systembedingten Mißstände ignoriert und die Klienten mit dem System versöhnt, schließlich als reine „Disziplinierungsagentur“, die die Klienten „anpaßt“ und dezidiert Abweichende „kaserniert“[27].
Auch einige Beiträge in den „Gesellschaftlichen Perspektiven der Sozialarbeit“[28] zeugen von dem revolutionären Ziel der Autoren. So fordert das Autorenkollektiv SPK „Abbau der Hierarchie“ und „kollektive Verantwortung“[29], während Gottfried Weber die „Politisierung der Sozialarbeit“ mit „organisierten selbständigen Kraft-Zentren“ fordert, die systemkritische Arbeit leisten und die Unterprivilegierten in ihrem Selbstbewußtsein stärken[30]. Die Psychoanalyse wird einseitig diffamiert, etwa bei E. Bichsel[31]. W. Karberg bezeichnet sie schlicht als „zentrales Mittel der Beeinflussung“[32], als „Ideologie“[33] und als „spekulativ“[34]. Traditionelle Einstellungen des Sozialarbeiters zu seinem Klienten, Grundsätze wie die des Akzeptierens, der Kommunikation, der Selbstbestimmung, der Verschwiegenheit, der Individualisierung und der Selbstkontrolle werden generell entwertet, als diffus[35] oder als „verstümmelte Therapie“[36] bezeichnet.
Daran ist vieles richtig. Jedoch sind die Probleme nicht so einfach, als daß sie nur politisch zu lösen wären. Die Sozialarbeit flieht von einer psychologistischen in die politisierende Einseitigkeit. Radikal einseitige Kritik wie in der soeben zitierten Literatur ist vielfach *destruktiv*. Auswirkungen dieser destruktiv-kritischen Einstellung zeigten sich auch in unserer Selbsterfahrungsgruppe (vgl. S. 26) und können in der Praxis dem Klienten ernsthaft schaden. *Konstruktiv* dagegen ist es, wenn vor jeder praktischen

Sozialarbeit die soziale Struktur nach Schichtung, Mobilität und Rolle analysiert und wenn jedes Verhalten als „Ergebnis einer Interaktionsstruktur“ verstanden wird[37]. So verfährt zum Beispiel die sogenannte projektorientierte Sozialarbeit[38], indem sie folgendermaßen vorgeht:

1. Vor Beginn jeder praktischen Arbeit wird eine makrosoziale Analyse der gesellschaftlichen Ungleichheiten nach Klassen und Schichten durchgeführt, in denen die Klienten leben[39]. Darauf folgt

2. die Analyse der sozialen Organisation: „Bevor die sozialpsychologische Frage nach der Verursachung von Verhaltensstörungen gestellt werden kann, muß zunächst ein soziologischer Bezugsrahmen für die Erklärung gesellschaftlicher Zuschreibungsprozesse gefunden werden.“[40] Dazu gehört vor allem die Analyse der materiellen Bedingungen, der ökonomischen Grundlage[41] und der Möglichkeit, zu materiellen Mitteln zu gelangen sowie Kontrolle über andere Personen auszuüben[42]. Ferner sind empirisch-soziologische Untersuchung der sozialen Position und Rolle, der Autoritätsstruktur, der Normen und Werte sowie der Entscheidungsmodi wichtig. Schließlich befaßt sich projektbezogene Sozialarbeit mit der

3. Analyse privater Kommunikationsfelder, z. B. der Familie. So berücksichtigt der stark gesellschaftskritisch orientierte Beitrag von Fritz Haag auch „die von der Psychoanalyse aufgedeckten Formen gestörter Kommunikation: die sogenannten Abwehrmechanismen, als Formen unbewußter Angstabwehr“[43].

Hier hätten wir also ein Modell vor uns, das, von der Soziologie herkommend, die Psychoanalyse einschließt, und das sich mit unserem um die soziologische Dimension erweiterten psychoanalytischen Konzept durchaus trifft.

2. *Der gruppendynamische Aspekt in der Sozialarbeit*

Gruppendynamik wird verschieden definiert. Wir verstehen hier darunter vor allem eine Methode der *Erforschung* der Dynamik, wie sie sich in Gruppen und zwischen Gruppen abspielt. Ihre Ursprünge gehen auf Bethel (Maine, USA) zurück und stammen zum größten Teil aus der Sozialpsychologie. Wie schon die gesellschaftlichen Perspektiven der Sozialarbeit zeigten, ist der einzelne immer in seinem sozialen Kontext zu betrachten. Dies ist nicht möglich ohne soziologische Kategorien, denn die soziale Umwelt greift tief in die Motivation des einzelnen ein, beeinflußt seine

Wahrnehmung, seine Erziehung und seine Sprache[44]. Als Sozialpsychologie hat die Soziologie immer eine psychologische Dimension. Mit anderen Worten: Die soziale Struktur ist psychologisch determiniert, denn sie wird durch einzelne gebildet, die ihre Psyche in diese Struktur einbringen. Massenphänomene, Normen, Führerschaft, Vorurteil und ethnische Beziehungen lassen sich ohne diese Gesichtspunkte nicht verstehen.

Wir befassen uns im weiteren aber nicht mit diesen sozialpsychologischen Aspekten der Gesellschaft als Großgruppe, sondern mit der Kleingruppe, mit der wir im praktischen Bezug des Studienschwerpunktes „Arbeit mit Gruppen" ja zu tun haben. Wir hatten dabei die Erfahrung gemacht, daß ein ausschließlich psychoanalytisches Konzept für ein optimales Verstehen von Gruppenprozessen und das Umgehen mit Gruppen nicht ausreicht und daraus den Schluß gezogen, daß unser bislang nur psychoanalytisches Verständnis um Erkenntnisse der Gruppendynamik erweitert werden muß.

Nach Sigmund Freud[45] sind es vor allem die unbewußten libidinösen Bindungen der Teilnehmer untereinander und die ebenso unbewußte Identifizierung der Teilnehmer mit dem Führer, die die Gruppe zusammenhalten. Auf W. R. Bion[46], H. Ezriel[47] und H. Argelander[48] aufbauend, hatten wir zunächst aus eigenen Erfahrungen mit Patientengruppen die Übertragungen von Gefühlen aus der ödipalen Entwicklungsphase und die Projektion von Introjekten aus noch früheren Entwicklungsperioden der Kindheit[49] auch in den aus Studenten zusammengesetzten Selbsterfahrungsgruppen erwartet. Hier traf die Psychoanalyse auf ein Gebiet, in dem sie nur wenig ausrichten konnte; ist sie doch, wie Rolf Klüwer kürzlich feststellte, „abhängig von geeigneten Patienten, die auch eine ausreichende Motivation haben, um aus dem mühsamen Verfahren einen entsprechenden Gewinn ziehen zu können[50].

Hier liefert uns nun die Gruppendynamik wichtige ergänzende Perspektiven. Man findet sie in dem Standardwerk von D. Cartwright und A. Zander[51].

Das sozialpsychologische Konzept der Gruppendynamik vereinigt in sich folgende Theorien

1. Die *Feld-Theorie* Kurt Lewins, der das Verhalten als Produkt eines Feldes von unabhängigen Determinanten im sozialen Raum versteht[52].

2. Die *Interaktionstheorie,* wie sie von Robert F. Bales[53] entwickelt, von George C. Homans[54] ergänzt und in jüngster Zeit von Michael Argyle[55] und Paul Watzlawick und Mitarbeiter[56] weiter ausgebaut wurde. Die Gruppe ist in dieser Perspektive ein

System von untereinander interagierenden bzw. kommunizierenden Individuen, wobei die Interaktion ebenso von den Gefühlen der Beteiligten abhängt[57], wie sie die Aktionen der Gruppenmitglieder bestimmt[58].

3. Die *sozio-metrische Orientierung,* eingeführt von Jacob L. Moreno[59].

4. Die *empirisch-statistische Orientierung,* die mittels Faktorenanalyse, das heißt Analyse beobachtbarer Fakten, zu einem empirisch gewonnenen Verständnis der Gruppenprozesse gelangt[60].

Gruppendynamik vereinigt diese verschiedenen wissenschaftlichen Zugänge, ohne sie in der weiteren Entwicklung und Anwendung in verschiedenen Bereichen der sozialen Wissenschaften weiter zu differenzieren. Beispiele dafür sind Peter R. Hoffstätters „Gruppendynamik“[61], Tobias Brochers „Gruppendynamik und Erwachsenenbildung“[62] und Kurt Spangenbergs „Chancen der Gruppenpädagogik“[63]. Die verschiedenen theoretischen Grundsätze lösen sich schließlich in der „Praxis der Gruppendynamik“ Karl Antons[64], wie sie vor allem in den gruppendynamischen Laboratorien durchgeführt wird, völlig auf. Hier geht es nur noch um Übungen und Techniken, deren Ursprünge sich vielfach im Dunkel verlieren, und die sich nur schwer der einen oder anderen theoretischen Perspektive zuordnen lassen.

Auch unsere Anwendung der Gruppendynamik in der Sozialarbeit entstammt nicht einer bestimmten theoretischen Orientierung. Sie entnimmt je nach Situation oder Stand des Prozesses diejenigen Methoden und Techniken „so umfassend wie möglich“, die geeignet sind, „auf das Ziel hinzuführen“[65]. Demgemäß lautet eine weitere Hypothese: *Die Methoden und Techniken der Gruppendynamik, wie sie in den gruppendynamischen Laboratorien praktisch erprobt sind, lassen sich auch im Hochschulbereich mit Erfolg einsetzen.* Auf derselben Basis arbeiten G. Doerry und Mitarbeiter[66] an der Freien Universität Berlin im Bereich Erwachsenenbildung, B. Eckstein und P. Hrabowski in Hamburg[67] und E. Mahler an der Gesamthochschule in Kassel[68].

Wir haben das gruppendynamische Konzept an der Freien Universität Berlin am Institut für Sozialpädagogik ab Sommersemester 1973 und noch entschiedener im Wintersemester 1973/74 angewandt, und zwar im Bereich der Selbsterfahrung, worauf wir in Kapitel V im einzelnen noch eingehen werden. Gruppendynamische Methoden und Techniken eignen sich aber auch für die praktische Arbeit in verschiedenen Klientengruppen. So verschieden diese Zielgruppen auch sein mögen, gruppendynamische Gesetzmäßigkeiten bestimmen den Ablauf des Prozesses in jeder

Gruppe. Auf einige dieser Gesetzmäßigkeiten sei daher an dieser Stelle hingewiesen:
Der Sozialarbeiter oder Sozialpädagoge findet zunächst einmal eine Situation vor, von der er ausgeht. Dies mag eine natürliche Gruppe von Obdachlosen sein, eine künstlich zusammengesetzte Gruppe von Eltern mit geistig behinderten Kindern oder eine Gruppe von Strafgefangenen. Diese einzelnen Gruppen stellen jeweils die Ausgangssituation dar, mit anderen Worten: Das Klienten-System oder Ziel-System[69].
Es befindet sich in einem Gleichgewichtszustand, der durch nichtoptimale Funktionen, eine psycho-soziale Störung oder eine soziale Notlage gekennzeichnet und in jedem Fall veränderungsbedürftig ist. So ist in unseren Beispielen der *Obdachlosengruppe* bewußt zu machen, in welcher Situation sie lebt, welche Funktionen sie für die Gesellschaft hat und wie ihre Lage verändert werden kann. Den *Eltern* mit geistig behinderten Kindern kann man Wege aufzeigen, wie sie ihre soziale Lage verbessern können, wie sie ihre Beschämung über die geistige Behinderung ihrer Kinder überwinden und bei der Verfolgung praktischer Ziele konstruktiv miteinander umgehen können. Der Gruppe von *Strafgefangenen* kann der Sozialarbeiter deutlich machen, daß nicht sie es sind, die eine Straftat nach geltendem Recht begangen haben, sondern daß es auch die Gesellschaft ist, die ihre Verbrecher erzeugt, indem sie Bedingungen zuläßt, bei denen Kinder nicht die Zuwendung erfahren, derer sie in jungen Jahren unbedingt bedürfen. In allen diesen Fällen ist das Ziel dasselbe, nämlich, ein neues Gleichgewicht zu erreichen bzw. die ursprüngliche Struktur in eine neue Struktur zu überführen.
Dies geschieht mittels verschiedener Methoden und Techniken dadurch, daß hemmende Kräfte ausgeschaltet und verändernde Kräfte in das Klienten-System eingebracht werden[70]. Der Sozialarbeiter oder Sozialpädagoge kann dabei als „Change Agent“ selbst in das Klienten-System eingehen, das heißt Mitglied seiner Gruppe werden (wie zum Beispiel Horst-Eberhard Richter in seinen Initiativgruppen im Obdachlosengetto), also „innerhalb“ des Systems wirken, oder er kann außerhalb des Klienten-Systems bleiben[71]. Beides hat Vor- und Nachteile: Während der außerhalb bleibende Leiter das System besser überblicken kann, läuft der innerhalb stehende Gefahr, zu sehr in den Gruppenprozeß einbezogen zu werden, so daß er seine eigenen Interaktionen nicht mehr distanziert genug überschauen kann. Andererseits gilt: Während der innerhalb stehende Leiter sich mit seinen Klienten echt solidarisch fühlt und auch von diesen so erlebt wird, kann der

außerhalb bleibende leicht als zu sehr distanziert und deshalb von der Gruppe als störend erfahren werden. Dies ist besonders bei sehr intensiv miteinander arbeitenden Gruppen, die sehr viele Gemeinsamkeiten und damit auch Geheimnisse haben, der Fall.
Allgemeines Ziel der Gruppenarbeit ist also das Erreichen eines neuen Gleichgewichts. Darüber hinaus kann nun der einzelne Sozialarbeiter und Sozialpädagoge *besondere* Ziele verfolgen. Wir haben in Berlin die Erfahrung gemacht, daß die Studenten — etwa in der Arbeit mit Obdachlosen oder mit Eltern aus der Unterschicht — häufig das Ziel hatten, den Klienten zu einem besseren Bewußtsein seiner gesellschaftlichen Lage und zu wirkungsvollerem *politischem Handeln* zu verhelfen. Ferner war für die Studenten die *Bildungsarbeit* wichtig, die bei Kindern mit Erziehungsdefiziten auf kompensatorische Erziehung unter Einsatz pädagogischer Methoden hinauslief und damit all das umfaßt, was man unter Jugendbildungsarbeit versteht. Auffallend wenig gefragt war dagegen der *sozialtherapeutische Umgang* mit Klientengruppen unter Einschluß psychotherapeutischer und sozialmedizinischer Maßnahmen, wie er durch medizinisch und psychiatrisch vorgebildete Psychoanalytiker am besten hätte vermittelt werden können und wie er zum Beispiel in dem Modellversuch der Gesamthochschule Kassel praktiziert wird[72].
An *Methoden* interessierte deshalb auch weit weniger die auf die unbewußten emotionalen Prozesse fokussierende *psychoanalytische* Interventionstechnik, obwohl „Innerlichkeit ein sehr wesentlicher Bestandteil jeder Beziehung ist“[73], sondern vielmehr *pädagogisch* orientierte Interventionsstrategien, bei denen es darum geht, nach Klärung der Ausgangssituation das Lernziel zu definieren und einen Weg zu finden, dieses Ziel zu erreichen. Das geschieht einfach dadurch, daß man einen Lernplan aufstellt bzw. ein Programm konzipiert, welches vorbereitet, durchgeführt und in einzelnen Lernschritten laufend ausgewertet wird, wie dies schon seit jeher in der Pädagogik praktisch gehandhabt wird und in moderner Form als „Planned Change“[74] zunehmende Beachtung erlangt.
Trotz dieser Verschiedenartigkeiten in Ziel und Methode können in Erweiterung der Angaben von Drillich und van Praag[75] als allgemeingültige umfassende *gruppendynamische Gesetzmäßigkeiten* die folgenden gelten:

1. Die Ausgangslage kann nie intensiv genug untersucht werden, wenn man zu einer klaren Diagnose der sozialen und psychischen Situation des Klienten-Systems gelangen will. Auch in späteren Stadien des Veränderungsprozesses ist die Situation immer wieder

neu zu untersuchen und an Hand der Befunde eine Diagnose zu erstellen.

2. Bedürfnisse und Erwartungen der Klienten einschließlich ihrer unbewußten Wünsche und Vorstellungen müssen hinreichend bekannt sein.

3. Die Machtverhältnisse in Gruppen sollten so weit aufgedeckt werden, daß latente destruktive Rivalitäten den Gruppenprozeß nicht stören.

4. Der Grad der Abhängigkeit der Teilnehmer vom Leiter oder von sozialen Institutionen ist immer wieder neu zu überprüfen, vor allem im Hinblick darauf, ob latente Abhängigkeitswünsche oder -ängste den Fortschritt des Gruppenprozesses behindern.

5. Das Problem muß klar definiert sein. Mögliche Lösungsversuche müssen erarbeitet und die bestmögliche Lösung vorbereitet, durchgeführt und ausgewertet werden a) im Hinblick auf die *Sache,* b) im Hinblick auf die *Teilnehmer* und c) in bezug auf die Beziehungen zur *Umwelt.*

6. Der Leiter setzt seine eigene Person auf dem Hintergrund seines Fachwissens und mit allen ihm zur Verfügung stehenden Fertigkeiten ein.

7. Die eingesetzte Methode muß dem Ziel angemessen sein und der aktuellen Situation möglichst flexibel entsprechen[76], gleichgültig, ob diese Methode aus der Psychoanalyse, aus der Gruppendynamik oder aus der Gruppenpädagogik stammt oder sich an der Gesprächstherapie C. Rogers[77] und R. Tauschs[78] oder an bestimmten Methoden der Diskussion[79] orientiert. Dabei genügt nach M. van Beugen[80] *eine* Methode allein „niemals" — eine Feststellung, die wir nach unseren Erfahrungen mit dem Experiment einer ausschließlichen Anwendung der an der Gruppentherapie orientierten psychoanalytischen Methode nur bestätigen können.

3. Der gruppenpädagogische Aspekt in der Sozialarbeit

Obwohl der Psychoanalyse ein pädagogisches Element nicht ganz fehlt — Sigmund Freud spricht an einer Stelle expressis verbis von der Psychoanalyse als Nach-Erziehung[81] —, schließen sich die analytische und die pädagogische Haltung gegenseitig weitgehend aus. Die Haltung in der Psychoanalyse ist passiv abwartend. Der *Analytiker* läßt den Klienten zunächst kommen und interpretiert dann das, was dieser ihm gebracht hat.

Der *Pädagoge* dagegen verhält sich aktiv und bringt seinerseits zuerst etwas in die Gruppe ein, ehe von dieser etwas erwartet werden kann. Eine einseitig pädagogische Haltung wäre aber genauso verfehlt wie die einseitig psychoanalytische. Ziel moderner Hochschuldidaktik ist es gerade, vom Stil der alten Vorlesung, dem Modell „Grand old man“[82] wegzukommen und den Studierenden zu einer mehr aktiven Rolle zu verhelfen, die Kommunikation, Kooperation und Kreativität fördert. Völlige Passivität des pädagogischen Gruppenleiters hingegen käme dem sogenannten Laissez-faire-Stil gleich, von dem seit den berühmten Untersuchungen von Lewin, Lipitt und White[83] bekannt ist, daß die diesem Führungsstil ausgesetzten Gruppen schlechtere Leistungen erbringen, ihr Ziel verfehlen und eine starke Frustration der Teilnehmer hervorrufen. Anders ist es im psychoanalytischen Prozeß, bei dem der Analysand sich seinen freien Assoziationen überläßt, denen der Analytiker in frei schwebender Aufmerksamkeit zuhört, das Material mit Hilfe seiner Theorie ordnet und je nach der gerade herrschenden Übertragungs-Gegenübertragungs-Situation seine Deutungen gibt.

Eine Seminar-Situation mit Studierenden ist eo ipso keine analytische Situation. Man kann sie zwar als eine solche verstehen und damit interessante Phänomene erzielen. So berichtete Eugen Mahler[84] aus seiner Arbeit mit Studenten folgende Episode: Nach der Lektüre von Anna Freuds Buch „Einführung in die Psychoanalyse für Pädagogen“[85] drehte sich die Diskussion im Seminar um den Ödipuskomplex und die damit zusammenhängenden Gefühle. Man meinte, Gefühle wie Eifersucht gebe es nicht. Im Laufe der Diskussion kritisierten die Studenten jedoch den Leiter mit zunehmender affektiver Beteiligung und fingen an, sich untereinander zu entzweien. Unversehens war also das Seminar zu einer Gruppe geworden, in der die Rivalität zum Leiter und die Eifersucht der Teilnehmer untereinander im hic et nunc der Gruppensituation als erlebbar gedeutet werden konnte.

Das sind nach meinen Erfahrungen aber Ausnahmen. Studenten merken mit der ihnen eigenen Sensibilität sehr schnell, daß das Seminar zu einer analytischen Situation „umfunktioniert“ wird und wehren sich entschieden dagegen, daß ihnen psychoanalytische Deutungen, wie sie sich ausdrücken, „untergejubelt“ werden. Natürlich entspricht dieses Verhalten, psychoanalytisch betrachtet, einem Widerstand gegen die ödipale Auseinandersetzung. Deutet man ihnen diese Zusammenhänge, macht man jedoch die Erfahrung, daß die Abwehr nur größer wird. Die Studenten fühlen sich mit Recht vom Leiter „vergewaltigt“, wenn dieser, ohne vorher

Konsens mit der Gruppe erreicht zu haben, einseitig sein Ziel verfolgt.

Was aber geschieht, wenn der Leiter nun auf die Bedürfnisse der Gruppenteilnehmer eingeht? Dann merkt er nicht nur, daß sein psychoanalytisches Konzept unerwünscht ist, sondern daß in dezidierter Weise eine Art Führung gesucht wird, zumindest Anleitung und Information darüber, wie man bestimmte Probleme, die sich zum Beispiel im eigenen Praktikum „Arbeit mit Gruppen“ stellen, meistern kann. Gefragt ist also nicht ein Psychoanalytiker, sondern ein Gruppenpädagoge, ein Mann, der von vornherein etwas in die Gruppe eingibt, und zwar genau das, was dem Bedürfnis der Gruppe entspricht.

Was ist nun Gruppenpädagogik? Ehe wir darauf eingehen, muß wenigstens in kurzen Zügen definiert werden, was der Pädagoge tut. Er plant, leitet und führt. Er regt an, spornt an und erleichtert das Lernen, indem er den Lernprozeß fördert und seine Schüler ermutigt[86]. Er stellt ein Programm auf, das er plant, durchführt und nach der Durchführung auswertet.

Gruppenpädagogik ist ein Sonderfall der Pädagogik und ist gegen Gruppenarbeit im allgemeinen, Gruppenpflege, Gruppentherapie und Gruppenunterricht abzugrenzen. Nach M. Starr[87] versteht man unter Gruppenpädagogik „Lernen durch Tun“, das dort anfängt, „wo die Gruppe steht“[88], und das in einer relativen Zwanglosigkeit geschieht und zur Kooperation erzieht. Der wesentliche Gesichtspunkt dabei ist, daß die Gruppe bewußt als „Erziehungsmittel“ in pädagogischer „Verantwortung“[89] eingesetzt wird. Das Programm ist dabei ein „Mittel der Hilfestellung“[90]. Seine Grundsätze lauten in Ergänzung zu den schon oben genannten: Individualisieren, mit der Stärke arbeiten, sich dem Tempo der Gruppe anpassen, Raum für Entscheidungen geben, Grenzen positiv nutzen, die Zusammenarbeit pflegen und sich selber als Leiter zunehmend überflüssig machen[91].

Gruppenpädagogik wird in der Sozialarbeit und Sozialpädagogik besonders dann angezeigt sein, wenn es um die Vermittlung von Wissen geht. Der Student muß nicht nur während seines Grundstudiums die Grundlagen der Gesellschaftswissenschaften, der Erziehungswissenschaften und der Psychologie lernen, sondern muß in einem Hauptstudium auch erfahren, was ihn in seinem Praktikum „Arbeit mit Gruppen“ unmittelbar erwartet. Dazu bedarf es nicht nur des soziologischen und des gruppendynamischen, sondern auch des gruppenpädagogischen Gesichtspunkts.

Mit dem soziologischen, gruppendynamischen und sozialpädagogischen Aspekt haben wir drei gleichermaßen wichtige Zugänge kennengelernt, deren der Sozialarbeiter bedarf, will er zu einem umfassenden Verständnis seines Gegenstandes kommen, sei dieser nun ein einzelner Klient oder eine Gruppe. Wir hatten ursprünglich den psychoanalytischen Gesichtspunkt im Sinne einer psychoanalytisch orientierten Sozialarbeit als den einzigen Zugang betrachtet, machten dabei aber die Erfahrung, daß hierbei nicht alle Phänomene aus Sozialarbeit und Sozialpädagogik erfaßt werden konnten. Dies führte zu dem Resultat, nicht mehr eine ausschließlich psychoanalytische Sozialarbeit anzustreben, sondern eine Theorie und Praxis der Sozialarbeit, bei der die Psychoanalyse im Sinne eines pluridisziplinären Zugangs gleichberechtigt neben den Erziehungs- und Gesellschaftswissenschaften und der Psychologie integrierender Bestandteil ist. Was wir mit diesem bisher nur theoretisch erörterten neuen Konzept in der Praxis erreichten, soll in Kapitel V näher ausgeführt werden. Wir stützen uns dabei auf praktische Erfahrungen mit zwei Selbsterfahrungsgruppen, bei denen in verschiedenem Ausmaß zusätzlich zum psychoanalytischen Gesichtspunkt gruppendynamische Methoden und Techniken angewandt wurden, und auf vier Semester Erfahrungen aus der Supervision dessen, was die Studenten in ihrem Praktikum „Arbeit mit Gruppen" mit ihren einzelnen Gruppen gemacht haben.

V. Die Anwendung eines um den gruppendynamischen Aspekt erweiterten psychoanalytischen Gruppenkonzepts

Praktische Erfahrungen mit kombinierter psychoanalytisch-gruppendynamischer Selbsterfahrung in der Ausbildung von Sozialpädagogen

Die beste Vermittlung von Gruppendynamik in der Ausbildung von Sozialpädagogen wäre zweifellos die Teilnahme an mehreren gruppendynamischen Laboratorien. Das über drei Stufen gehende Programm von Brocher, Deichmann und Fürstenau[1] wäre hierfür ebenso geeignet wie das zweistufige von Pio Spandi und Mitarbeitern[2]. In beiden Fällen müßten die Studenten aber außerhalb der Hochschule und während der Semesterferien an privat organisierten, überdies sehr teuren Laboratorien von zehn- bis vierzehntägiger Dauer teilnehmen. Sie scheiden daher für die Ausbildung von Studierenden aus.

Eine weitere Möglichkeit bieten gruppendynamische Arbeitskreise, wie sie z. B. in Berlin an der Freien Universität von Doerry, Glowka und Seelig[3] durchgeführt werden, und zwar mit zwei Sitzungen in der Woche während der Semester. Lernziele sind „Teamfähigkeit, eine besondere Kenntnis und Beherrschung eigener autoritärer Tendenzen, Sensibilität für die unverbalisierten Bedürfnisse und Gefühle anderer, Kommunikationsfähigkeit und Fähigkeit zur Übernahme verschiedener situationsrelevanter Rollenfunktionen“[4]. Die Erfahrungen mit derartigen Seminaren scheinen nicht schlecht zu sein. Selbst solche von Leitern ohne spezielle psychoanalytische oder gruppendynamische Kompetenz im Hochschulbereich durchgeführte gruppendynamische Seminare waren geeignet, Lernprozesse auszulösen[5].

Unser eigenes gruppendynamisches Konzept verleugnete nicht, daß es aus der rein psychoanalytischen Selbsterfahrungsgruppe entwickelt worden war. Als Lernziele wurden die folgenden thematischen Schwerpunkte angegeben: „Die Teilnehmer haben Gelegenheit, zu erfahren, wie eine Gruppe entsteht, ihre Dynamik zu erleben und zu beobachten.“ Wie stark indessen der psychoanalytische Gesichtspunkt weiterhin wirksam war, zeigt sich daran, daß auch „Übertragung und Projektion“ beachtet werden sollten, und daß die Teilnehmer „auf Wunsch und bei Konsens auch eigene Konflikte einbringen und aufarbeiten" konnten. Diese spezielle Art von Gruppenarbeit wurde inhaltlich, genau wie im Konzept einer psychoanalytischen Sozialarbeit (vgl. S. 21), damit begründet, daß „ein späterer Gruppenleiter eigene Erfahrungen als Teilnehmer gemacht haben muß, um sich selbst als subjektiven Faktor, die Interaktion zwischen ihm und seiner Gruppe und die Gruppe als objektiven Faktor entsprechend einschätzen zu können"[6].

Über den Ablauf dieses erstmals *zusätzlich* gruppendynamisch orientierten Gruppenprozesses möchte ich jetzt im einzelnen berichten: In der ersten Sitzung am 25. 4. 1973 konstellierten sich folgende Themen:

1. Den Gruppenleiter und dessen Rolle betreffend: Er soll nicht nur Autorität, sondern vor allem Gruppenmitglied sein.
2. Die Art des Vorgehens betreffend: Es wurde vorgeschlagen, eine Kombination von Gruppendynamik und Psychoanalyse mit Anwendung von Feed-back-Techniken, Soziogramm und anderen Methoden und Techniken aus der Gruppendynamik zu erproben[7].
3. Die Freiwilligkeit dieser Art der Selbsterfahrung betreffend: Es zeigte sich, daß mit der Freigabe des Seminars aus dem obligatorischen Lehrangebot viel günstigere Voraussetzungen für eine produktive Gruppenarbeit gegeben waren. In einer Korrektur des Studienplanentwurfs[8] wurde daher in Übereinstimmung mit den Studierenden beschlossen, die Teilnahme an einer Selbsterfahrungsgruppe zwar weiterhin als sehr wünschenswert, aber als freiwillig zu bezeichnen.

Die Punkte 1 und 2 sollen noch etwas genauer erläutert werden. Es war mir immer schon eine Frage, wie Psychoanalytiker ihre professionelle Identität mit der eines Trainers in einem gruppendynamischen Laboratorium verbinden. Von den Studierenden wurde die Trainerrolle im Gegensatz zu der des Psychoanalytikers als außerordentlich entlastend empfunden, ich aber hatte Schwierigkeiten, mich in die Rolle des Trainers hineinzufinden. Hilfreich erwies sich dabei der vorausgegangene Besuch zweier gruppendynamischer Laboratorien als Teilnehmer und eines weiteren als Beobachter. Das Kombinieren der Funktion des Psychoanalytikers mit der des Trainers und der eines Beobachters mit der eines Teilnehmers ist keineswegs einfach. In der Identifikation mit den Teilnehmern fühlt und erlebt er wie sie, behält aber gleichzeitig, zwischen teilnehmender und distanzierter psychoanalytischer Reflexion oszillierend, den gruppendynamischen Prozeß, die Interaktionen zwischen der Gruppe und sich selbst und der Teilnehmer untereinander im Auge und ist damit weiterhin Leiter der Gruppe.

Voraussetzung dafür ist, daß er jederzeit in der Lage ist, sich — grundsätzlich genauso wie in der Einzel-Analyse — aus der Identifikation mit den Teilnehmern „herauszunehmen“ und aus der Distanz zu sich selbst zu reflektieren, um aus psychoanalytischer Perspektive intervenieren zu können. Fällt der Leiter „aus der Rolle“, ruft dies bei den Teilnehmern Angst hervor, da die Gruppe, besonders wenn sie sich in einer kritischen Phase befindet, sich dann ihres Leiters beraubt fühlt (wie sich das in einer später noch zu besprechenden Sitzung ereignete vgl. S. 57).
Das Problem der Rolle des Leiters füllte einige Sitzungen aus. Dabei zeigte sich auch, wie die Teilnehmer mit ihrem Wunsch, den Leiter zum Mitglied zu machen, diesen gleichsam entmachteten bzw. einer Auseinandersetzung mit der Autorität schlicht ausweichen wollten. Der neue gruppendynamische Ansatz zeigte sich sehr deutlich z. B. in der dritten Sitzung am 9. 5. 1973, als ein von der Soziologie herkommender Teilnehmer neben dem Autoritätsproblem das Problem der *Norm* und der *Rollen* in den Mittelpunkt rückte. Dabei war eine Zeitlang sehr wichtig, ob man in der Gruppe überhaupt echt sein könne oder Selbsterfahrung, sei sie nun psychoanalytisch, gruppendynamisch orientiert oder beides, nur „spiele“. Hier ergaben sich, repräsentiert vor allem in der Person des Soziologen, zweifellos Widerstände gegen ein echtes Engagement — ein Problem, das sich aber einfach dadurch löste, daß der Soziologe die Gruppe verließ.
Die Gruppe bestand danach aus zwölf Teilnehmern. Von ihnen hatten sechs schon an der psychoanalytisch orientierten Gruppe in den vorausgegangenen Semestern teilgenommen, sechs waren neue Mitglieder. Diese Zusammensetzung wirkte sich selbstverständlich als Problem aus und mußte bearbeitet werden. Die früheren Teilnehmer waren durch das psychoanalytisch orientierte Lehrangebot stark frustriert worden, hatten aber die Hoffnung nicht aufgegeben, aus der Selbsterfahrungsgruppe doch noch zu lernen, während von den neu hinzugekommenen frische Initiative ausging, wobei zwei Teilnehmer den Gruppenprozeß besonders förderten, indem sie sowohl dem Leiter einen Vertrauensvorschuß gaben als auch sich selbst intensiv in die Gruppe einbrachten. Auch eine Teilnehmerin aus der früheren Gruppe engagierte sich stark.
In einer Streikwoche spiegelte sich der Konflikt zwischen den den Streik befürwortenden und den ihn ablehnenden Studenten auch in der Gruppe. Die Teilnehmer waren bis auf einen Studenten vollständig erschienen. Zuerst hieß es: „Streik machen die anderen, wir arbeiten.“ Dann konstellierte sich die Streiksituation an

der Universität in der Gruppe: Eine Untergruppe mit Sabine als Sprecherin plädierte für politische Aktivität, während die andere Untergruppe, repräsentiert von Kirsten, artikulierte: „Ich habe die Nase voll von Politik, möchte endlich in Ruhe etwas lernen." Ich interpretierte die Situation als eine Chance, über das Medium der Kleingruppe besser zu verstehen, was auf dem Kampus der Universität los sei. Dabei zeigte sich deutlich, wie sich hinter mancher politischen Aktivität ebenso individuelle Probleme verbargen wie hinter betont unpolitischem Verhalten. Im Schutze der Gesamtgruppe konnten sich die beiden Untergruppen bis zu einem gewissen Grad gegenseitig besser anhören, die eigenen Abwehranteile erkennen und abbauen und sich dadurch gegenseitig besser verstehen. Trotzdem blieb die Spannung zwischen den politisch Aktiven und den unpolitisch orientierten Studenten weiter bestehen, jedoch nicht in einem Ausmaß, durch das die Funktionsfähigkeit der Gruppe wesentlich beeinträchtigt worden wäre. Es wurde auch nicht versucht, Andersdenkende zu dominieren; im Interesse des gemeinsamen Ziels ließ man jedem seine politische Einstellung. Eine Ausnahme war eine Sitzung, in der die scharfen Gegensätze zwischen psychoanalytisch und gruppendynamisch orientierter Arbeit einerseits und politischer Aktivität andererseits die Gruppe im offenen Konflikt spaltete. Zuvor jedoch war es möglich gewesen, abwechselnd psychoanalytisch und gruppendynamisch orientiert zu arbeiten. In der fünften Sitzung des Sommersemesters 1973 ergab es sich nach anfänglichen Versuchen, von Hier und Jetzt auf die Diskussion über einen Fernsehfilm über Gruppendynamik auszuweichen, daß eine Teilnehmerin über Feed-back-Technik besonders viele negative Merkmale vermittelt bekam. Ein Teilnehmer meinte, sie sehe sehr alt aus und kleide sich unvorteilhaft; ein anderer, sie mache einem Angst und erinnere einen an die eigene Mutter. Dies konnte leicht als Beispiel einer Mutter-Übertragung gedeutet werden. Der dergestalt in der Gruppe konstellierte Generationenkonflikt konnte in den folgenden Sitzungen von den Teilnehmern ein Stück weit aufgearbeitet werden; zu erkennen war dies daran, daß sich danach ältere und jüngere Teilnehmer näher kamen.

Die Sitzung am 30. 5. 73 begann damit, daß ein Teilnehmer fragte, was es mit dem Bionschen Begriff des „Pairing" auf sich habe und was die Grundannahme „Kampf und Flucht" bedeute. Ich bemerkte nur, daß die Grundannahme der Abhängigkeit vergessen worden sei, was vielleicht damit zusammenhänge, daß diese jetzt hier vorherrsche. Daraufhin fragte Teilnehmerin Anke, ob sich den niemand darüber ärgere, daß der Gruppenleiter immer so passiv sei. Man käme nie an ihn heran. Der weitere Verlauf zeigte die Gefahr einer zu großen Identifizierung des Leiters mit der Teilnehmerrolle: Nach meiner Reaktion nämlich, daß ich mich natürlich auch ärgere, vor allem, wenn das psychoanalytische Konzept so radikal in Frage gestellt würde, wurde dies einerseits mit Erleichterung aufgenommen: „Endlich verhalten Sie sich wie ein Mensch", andererseits von einigen Teilnehmern derart als Bedrohung erlebt, daß die latente Aggressivität wieder in einen offenen Konflikt zwischen den politischen und unpolitischen Teilnehmern ausbrach, und zwar zeitlich genau mit dem Moment des Rollenwechsels des Leiters übereinstimmend. Als ich meine Position wieder einnahm, konnte die Abhängigkeits- und Aggressionsproblematik der Gruppe an meiner Person erfolgreich abgehandelt werden.

Nach einer Phase gegenseitiger Feed-back-Technik kam das damals noch ungelöste Problem der obligatorischen Selbsterfahrungsgruppe zur Sprache, und zwar an einer Stelle, als die der Psychoanalyse gegenüber sehr aufgeschlossene Teilnehmerin Anke einen Traum erzählte: „Ein alter Mann liegt im Sterben. Ein Kommilitone ist krank und muß sterben. Er verwandelt sich in einen Fisch, grau mit einem roten Punkt. Es kommt Sturm auf. Ich soll mich nach dem Fisch umsehen, um ihm zu helfen".

In den Assoziationen der Teilnehmer ging es um Krankheit und Tod sowie um Ohnmacht und Hilflosigkeit, wenn man als Familienmitglied oder als Sozialarbeiter in der Praxis mit dem Sterben konfrontiert wird. Erinnerungen an Todesfälle in der eigenen Familie wurden wach, so daß eine Deutung in Richtung auf kollektive Abwehr des Todesproblems aus Selbstschutz sinnvoll schien. Als ich darüber hinaus auf die Notwendigkeit der Trauerarbeit bei solchen Verlusten hinwies, war die innere Abwehr bei der Teilnehmerin Sabine so groß, daß sie den gut laufenden Gruppenprozeß abrupt wieder mit der schon aus der Auswertung der Auswertung (vgl. S. 34) bekannten Sinnfrage, was denn diese Gruppe überhaupt solle, abbrach und in eine Diskussion über politische Relevanz und Selbsterfahrung umzufunktionieren versuchte. Offensichtlich waren bei Sabine durch Berühren eigener Konflikte zu große Ängste ausgelöst worden, so daß sie diese Art Gruppenarbeit radikal ablehnen mußte. Dies wurde von mir auch ausgesprochen, was dann insofern „umgedreht" wurde, als die Teilnehmerin erklärte: Wenn das eine Bedrohung für *sie* sei, dann sei es anscheinend für *mich* auch eine Bedrohung, wenn sie politische Arbeit in die Gruppe einbringen wolle. Darauf konnte auf Grund weiterer Beiträge anderer Gruppenmitglieder das Problem der gegenseitigen Bedrohung der eigenen Identität durch die Konfrontation mit Andersdenkenden weiter aufgearbeitet werden, erkennbar an einer bei Schluß der Sitzung entspannteren Atmosphäre. Wie der Gruppenprozeß weiterlief, zeigt am besten die zehnte Sitzung am 4. 7. 1973, die auf Tonband aufgenommen wurde und ausführlicher wiedergegeben werden soll.

Eva:* Beruhigend, daß alle wieder da sind.

Lothar: Worum ging es das letzte Mal?

Judith: Emotionales und politisches Anliegen.

Sabine: Sinnfrage dieser Gruppe hier.

An dieser Stelle sagte ich: Es ginge darum, Konflikte nicht durch Trennung zu lösen, sondern sie hier auszutragen. Ein Traum von Anke habe die Gegensätze in der Gruppe wieder sichtbar werden lassen. Von dem Bericht über einen Traum ausgehend hätten sich an psychoanalytischer Aufarbeitung innerer Probleme interessierte Studenten und an der Lösung sozialer Konflikte Engagierte wieder unversöhnlich gegenübergestanden.

Eva: Warum muß man diese Bereiche eigentlich so trennen?

Ich ergänzte meinen Bericht über die vorangegangene Sitzung: Es sei auch zum Ausdruck gekommen, wie sich jeder in seinem Selbstwert bedroht gefühlt habe.

Sabine: Es ist einfach frustrierend, wenn nichts von außen herein darf, was außerhalb erlebt wird.

Eva: Es ist aber hereingekommen.

Benno: Warum nicht vom Streik sprechen, geht doch jeden persönlich an, Kirsten hat sich aber dagegen gewehrt.

Kirsten: Ich hatte die Gruppe gezwungen, ohne sie zwingen zu wollen.

Günter: Ich bleibe dann lieber selber weg, als daß ich jemand aus der Gruppe raustreibe.

Lothar: Einen Mittelweg zu finden ist nicht leicht, Kirsten besteht doch auf ihrer Meinung.

Anke: Wir haben keine überzeugenden Argumente.

Sabine: In allen Gruppen gibt es verschiedene Meinungen.

Anke: Ich finde Kirsten konsequent, Günter nicht, politische Ansprüche haben und nicht kommen, geht nicht.

Judith: Was geschieht mit einer Gruppe, in der jeder wegbleibt, wenn Unangenehmes kommt.

Günter: Mag sein, daß ich etwas vermeide. Wenn jemand allergisch gegen etwas ist, dann schadet es ihm.

---

* Die Namen sind wiederum verändert

Eva: Du hättest doch mit uns reden sollen.

Kirsten: (Zu Günter gewandt): Hast du Angst gehabt, meine politische Meinung könnte noch extremer werden?

Hier merkte ich an: Dies ist ein gutes Beispiel dafür, daß es ohne Realitätsbezug nicht geht. Es ist nicht von ungefähr, daß dieser Aspekt durch Sabine wieder so stark in die Gruppe hereinkommt.

Eva: Ich sehe in der Selbsterfahrungsgruppe auch etwas Politisches. Jede Gruppe ist schon Fortschritt gegenüber dem Dialog. Dies ist wichtig für jede politische Arbeit.

Sabine: Eine Etappe innerhalb eines Prozesses.

Eva: Wir müssen in den politischen Bereich stoßen.

Sabine: Gruppe ist aber nicht schlechthin Erfolg. Das muß man definieren.

An dieser Stelle intervenierte ich, um an das Ziel und die Vereinbarung zu erinnern, die darin bestand, rein psychoanalytisch orientierte Selbsterfahrung durch gruppendynamische Methoden und Techniken zu erweitern. Ich sagte: Mir scheint, die Gruppe leidet an einer Erinnerungsstörung. Es war doch Konsens darüber hergestellt, daß es hier um Selbsterfahrung geht, wobei psychoanalytische und gruppendynamische Techniken gleichermaßen angewandt werden sollen.

Sabine: Es war Konsens, aber nur als Basis.

Darauf ich: Könnte es nicht sein, daß die Gruppe in ihren Assoziationen über Ankes Traum etwas Heikles berührt hat?

Sabine: Das ist mir zu immanent, das reicht nicht aus, ich kann es nicht so abstrakt sehen als etwas Gewordenes. Erst das, was sich hier abspielt, hat mir wieder Zweifel gebracht. Die abstrakte Trennung von Innen und Außen kann ich nicht nachvollziehen.

Eva: Einige halten ihre Konflikte zurück, andere bringen sie ein. Wenn jemand nicht mitmacht, geht der Gruppe etwas verloren.

Sabine: Ich bin ganz egoistisch, mir fehlt viel (unruhig). Ich hab' Schwierigkeiten (Husten). Das Erlebnis des Studiums, ich hoffte, ein wissenschaftliches Werkzeug zu bekommen für mich selbst, habe aber auch persönliche Konflikte mit dem Freund in der Parteipolitik, sehe, was Alternative ist, Praxis und Wissenschaft; Arbeit.

Eva: Eineinhalb Schritte vor, einen zurück. Wie könnt ihr schimpfen , daß nichts zum Tragen kommt? Ich lerne nicht durch politische Diskussion; das ist wichtig, hilft mir aber nicht, zu erfahren, wie ich in einer Gruppe wirke.

Anke: (Zu Sabine): Damals warst du in die Enge getrieben, heute ist es besser. Dieses Entweder-Oder ist sinnlos, für mich keine Alternative. Du mußt aber so reagieren, aus einer Randposition heraus.

Hier folgte eine Anmerkung des Gruppenleiters: Die unversönlichen Gegensätze könnten relativiert werden zu einem Sowohl-als-auch.

Anke: Individuellen Kleinkram, Schwierigkeiten in den Partnerbeziehungen kann ich nicht durch sozialistischen Kampf lösen.

Sabine: Das verstehe ich nicht ganz. Das kann man nicht trennen. Es war schon ein Identitätskonflikt zwischen Kutter und mir.

Das muß man irgendwie festmachen. Frage: Was bringt so eine Gruppe politisch? Muß es sich irgendwo festmachen? Es kann nicht so unwillkürlich bleiben.

Lothar: Ich kann Kirsten verstehen. Sie hat negative Erfahrungen mit Kommunismus gemacht. Für sie war ein Raster gefallen.

Kirsten: Eher ein Bild von jemand, Näheres über den Hintergrund erfahren. Man darf nicht alles gleich als negativ abstempeln.

Eva: Du bist allergisch, fühlst dich angefeindet durch Plakate. Mich erreichen sie nicht, dich aber.

Kirsten: Seit dem elften Lebensjahr; eine Menge Realität, eine Menge Ängste stecken dahinter.

Anke: Du hast es anders verarbeitet, was du daraus gemacht hast.

Deutung des Leiters: Das Gemeinsame ist wohl die Bedrohung der eigenen Identität durch solche Konfrontationen. Jeder hat solche Bereiche, die empfindlich reagieren, wenn daran gerührt wird. Man lehnt sie ab, blendet sie aus oder kommt einfach nicht in die Gruppe. Aber hier müssen wir einsetzen, nach den Gründen fragen und wieder miteinander reden, so wie Sabine und ich.

Judith: Ist doch normal auf den Plakaten, auch in der Werbung.

Anke: Reagierst du auf Werbung auch allergisch?

Kirsten: Nicht so wie bei politischen Plakaten. Ich kann der kommerziellen Werbung ausweichen, der politischen Werbung nicht. Du kannst drüben nicht andere Zeitungen kaufen.

Anke: Du hast das Problem nicht verarbeitet, hast für dich Handlungsfreiheit verloren, bist irgendwo stehen geblieben.

Kirsten: Ich könnte höchstens an eine andere Uni gehen. Es geht bis in den tiefsten persönlichen Bereich mit enormen Existenzängsten. Ich habe Angst, daß dieses System hier wiederersteht. Das ist meine Angst. So habe ich die Realität erlebt.

Lothar: Schlimm, daß sie's so erlebt.

Judith: Sie muß sich ändern, sind wir tolerant genug dazu?

Deutung des Leiters: Es ist ein Problem unserer Gruppe: Was machen wir mit anderen Meinungen? Scheiden wir sie aus, weichen wir vor ihnen aus oder hören wir sie an? Stellen wir unseren Standpunkt in Frage? Inwieweit sind wir anderen Meinungen gegenüber tolerant?

Günter: Das Problem muß gelöst werden im Interesse von dir und im Interesse von uns allen.

Lothar: Ist es nur die Forderung: Du mußt dich ändern? Was ist mit uns?
(Unruhe in der Gruppe.)

Kirsten: Ich möchte nicht als ultrarechts abgestempelt werden.

Anke: Hier sachlich, dort emotional; ist nicht zu trennen.

Sabine: Es kommt nicht zu sachlicher Diskussion, da alle zu emotional engagiert sind. So reproduziert sich subjektive Erfahrung.

Kirsten: Es sind konkrete Erfahrungen hier mit Studenten.

Anke: Es geht nicht um rechts und links, wir versuchen alle, uns zu bestätigen.

Kirsten: Wie kommt das bloß? Im Heim ist das nicht so, wo ich wohne. Hier ist es so stark.

Eva: Ich verstehe nicht die Menschen; sie sehen in Studenten dieselbe Gefahr wie im Faschismus, können nicht differenzieren, haben selbst Angst. Fürchten einige Studenten nicht, als reaktionär zu gelten?

Judith: Genau das: Man kann sich nicht trauen, nicht den Mund aufmachen, weil man nicht als reaktionär gelten will.

Deutung des Leiters: Jetzt geht es um eine Auseinandersetzung zwischen Menschen. Vorher standen Projektionen wie Bilder zwischen den Menschen, die aufgerichtet werden mußten, weil die persönliche Bedrohung sonst zu groß gewesen wäre.

Anke: Man kann nicht sachlich diskutieren, wenn einer emotional reagiert. Dann muß ich auf das eingehen.

Eva: Hinter Symbolen steht Macht.

Günter: Wir müssen zum Sachlichen hinkommen, da müssen wir hin. (Unruhe)

Deutung des Leiters: Es gibt anscheinend zwei Wege: Einen, der einfach auf Aktion losgeht und das Problem umgeht; der andere: Die Situation der Selbsterfahrungsgruppe entstehen lassen, prüfen, inwieweit stimmt es, auf den emotionalen Standpunkt eingehen und prüfen, was wird projiziert, was nicht.

Anke: Akzeptiert.

Eva: Wenn sich einige so extrem äußern, wenn sie nicht in Ruhe diskutieren können, dann haben sie eigene psychologische Probleme.

Günter: Die Aussage ist nicht berechtigt: Nicht Zuhörenkönnen = eine politische Richtung.

Deutung des Leiters: Es ist die Macht der Vorurteile, die Schutzbedürfnisse nötig macht. Wer weicht vor wem aus? Der psychoanalytisch Orientierte der Politik oder der politisch Orientierte den inneren Problemen? Ich stelle aber eine langsame Annäherung fest und ein Nachlassen der Bedrohung auf beiden Seiten.

Kirsten: Wenn ich Klient wäre, könntest du sagen, wie soll ich an Sie herankommen, ich erfahre an mir, wie ich jetzt empfinde.

Eva: Warum ist es eine solche Bedrohung!

Sabine: Immer nur wenn ich mich fühle, wenn es nicht sachlich ist.

Günter: Das müßte doch möglich sein.

Anke: Es lernt keiner, wenn er sich bedroht fühlt, sagt Kurt Lewin. Wir machen es verkehrt, können uns nicht auf Kirsten einstellen.

Deutung des Leiters: Wir fühlen uns bedroht, weil wir verschiedene Einstellungen haben, wir sitzen aber alle in einem Boot und können uns gegenseitig nicht rauswerfen.

Kirsten: Drei Semester Selbsterfahrungsgruppe ist für mich Konfrontation.

Sabine: Mich bedrückt das nicht, es ist keine existentielle Frage wie Hunger, hat eine andere Relevanz.

Kirsten: Auch eine Generationenfrage. Ich habe noch als Jungmädel das Dritte Reich erlebt und Erfahrungen mit autoritären Systemen gemacht. Ich bin daher gebranntes Kind.

Deutung des Leiters: Es ist die Gefahr, unterlaufen, dominiert, vereinnahmt zu werden; das wird gefürchtet.

Kirsten: Hinter fanatischem Denken verbergen sich eigene Probleme.
Anke: Man will indoktrinieren, herrschen.
Sabine: Man wehrt sich auch gegen Indoktrination.

Abschließende Deutung des Leiters: Es handelt sich offenbar um einen wichtigen Vorgang, der austauschbar ist. Wir haben etwas gelernt, wenn wir ein bißchen sensibler geworden sind gegen solche Indoktrinationen, egal von welcher Seite sie kommen.

Der Verlauf der Sitzung zeigt, wie die Gruppe an ihren Problemen weiterarbeitet. Die Gegensätze zwischen der politisch orientierten Untergruppe mit Sabine als Sprecherin und den durch Kirsten repräsentierten unpolitischen Studierenden läßt sich nicht überbrücken; vielmehr nimmt die Polarisierung weiter zu. Sie wird aber deutlicher ins Bewußtsein der Teilnehmer gehoben, so daß diese lernen können, damit besser umzugehen. Kirstens überempfindliche Reaktion konnte weiter aufgearbeitet werden. Es wurde der Gruppe deutlich, wie sie Kirsten in die Sündenbockposition schob, um nicht an abgewehrte eigene „reaktionäre" Seiten erinnert zu werden. Diese projizierten Anteile konnten etwas zurückgenommen werden, nachdem die Angst, die eigene Identität zu verlieren, erkannt und ein Stück weit abgebaut worden war. Die Gruppe lernte auch, abgewehrte eigene Tendenzen, andere so zu dominieren, wie man einst dominiert worden war (Indoktrination), wahrzunehmen und an ihrer Integrierung in die eigene Persönlichkeit zu arbeiten.
In der letzten Sitzung dieses kombiniert psychoanalytisch-gruppendynamisch orientierten Semesters ging es vor allem um die *Beendigung* des Gruppenprozesses. Die Reaktionen darauf waren verschieden:
„Man wußte ja, daß Sie (an den Leiter gerichtet) nicht bleiben."
„Ich finde es schade."
„Doof, eine Stimmung wie auf einer Beerdigung."
„Was ist übrig geblieben, man zerklopft alles kurz und klein."
„Wir müssen uns zusammenfinden, auch ohne Leiter."
„Ich lasse ungern mit mir Schluß machen, mache lieber selbst Schluß."
Die Teilnehmerin Monika weinte und sagte dann u. a.: „Mein Freund war ein Vierteljahr nicht da, und da hatte die Gruppe so etwas Stabilisierendes."

Darauf beginnt Teilnehmerin Edith ziemlich unvermittelt, Eva anzugreifen: „Du erinnerst mich immer schon an eine Kindergartentante. Du machst auf mich so einen Lehrerinneneindruck. Ich könnte dich manchmal an die Wand klatschen."
Ediths Enttäuschung darüber, in der Gruppe zu kurz gekommen zu sein, verriet eine Bemerkung zu Eva: „Du redest auch so viel" und: „Alles war schon vergeben" oder an anderer Stelle: „Ich kann Sie nicht verdrängen — das mußte ich mal sagen, ich hätte es in der Supervisionsgruppe nicht gesagt. Hier ist aber eine andere Ebene."
Im weiteren Verlauf der Sitzung wurde deutlich, daß Ediths Haß nicht nur *verschobene Reaktion* auf die Beendigung war („Das letztemal muß ausgeteilt werden!"), sondern in einer Schicht eine *Übertragung* auf Eva, die für Edith eine Elternfigur repräsentierte („du bist so wie die Frauen am Kaffeetisch, die sind einfach so, ändern sich nicht, quatschen nur. Ich kann auf solche Typen nicht sachlich reagieren"), und die in einer tieferen Schicht als *Projektion* gegen das eigene Frausein gerichtet war: „In Frauengesellschaft fühle ich mich nicht wohl. Warum sind denn so wenig Männer hier? Man macht es sich mit der Emanzipation zu einfach. Ich will wegkommen von dem komischen Getue, ohne deswegen aber Mann werden zuwollen. Vater wollte, daß ich ein Junge werde. Jetzt habe ich für den Mann keine andere Position als Kampf. Es ist eine weibliche Situation hier. Man ist abhängig von den Schwierigkeiten. Wird neidisch. Es ist eine große Schwäche, solche Frauen großzuzüchten."
Nach Bearbeitung der aktuellen Dynamik gelangte weiteres genetisches Material in die Gruppe, als Edith wieder auf ihren Vater zu sprechen kam, der sie geschlagen und ihr dabei einmal das Trommelfell verletzt hatte, worauf sie ihn verklagte. „Das sind nur Wunschträume, heute kann ich nicht, habe Schuldgefühle."
Jetzt konnte Anke, die Funktion des Leiters übernehmend, deuten: „Nun wird verständlich, daß du Eva so ablehnen mußt. Sie ist der Prototyp von Frauen, die du ablehnst, weil sie dich an die Eltern erinnern, speziell an die Quängelei mit dem Vater. Und: Frauen kannst du dich nicht zuordnen, weil du Junge sein solltest. Und mit Männern kannst du nur mit denjenigen umgehen, mit denen du kämpfen kannst."
Edith konnte darauf verständnisvoll eingehen und sagen: „Vielleicht war es gar nicht so schlimm, daß ihr mich nicht habt zu Wort kommen lassen. Aber wenn schon, dann müßte ich zwei Stunden haben, mindestens."
Später erwiderte sie auf die Deutung des Leiters, daß die Er-

wachsenen vielleicht deswegen so viel redeten, um einen nicht groß werden zu lassen: „Ja, die Mutter hat so viel geredet“, und auf die Frage eines Teilnehmers, ob Eva ihrer Mutter ähnlich sehe: „Nee, eher dem Vater, dem sieht sie optisch gleich und ihm gegenüber hatte ich nie den Mut, zu opponieren“, worauf Anke ergänzte: „Du mußt achtgeben, daß du nicht zwanghaft einen Partner suchst, der deinem Vater gleicht.“
Edith schloß ihre Geschichte mit der Bemerkung: „Die Aggression der Gruppe gegen mich hat nachgelassen, als ich anfing, zu erzählen, daß mein Vater mich geschlagen hat. Putzig, man wird anders beurteilt, wenn man erzählt, welche Umstände dazu geführt haben.“
Gegen Schluß dieser letzten Sitzung kam es noch zu folgenden Äußerungen:
„Ja, es ist nicht einfach, unter die Oberfläche zu kratzen.“
„Ich bewundere dich, daß du so anschießen kannst.“
„Ich glaube, daß ich noch einiges dazuzulernen habe, was Emotionen betrifft.“
„Die Fresse halten ist ja ganz schön, aber gefallen tut mir das nicht; sich wehren ist besser.“
„Gut, daß man es sagen kann.“
„Zuerst hatte ich das Gefühl: Keiner engagiert sich hier. Dann war ich aber doch erstaunt.“
Der Verlauf der Schlußsitzung zeigte, daß die Gruppe sich vorübergehend wieder als psychoanalytische Selbsterfahrungsgruppe verstand. Obwohl vieles nur eben angerührt wurde und zahlreiche Konflikte ungelöst blieben, konnten die Teilnehmer doch etwas von dem erleben, worauf die Gruppenarbeit abgezielt hatte, nämlich: „Die Erfahrung, wie einer selbst auf andere wirkt und andere auf ihn, wie einer mit sich und den andern umgeht und inwieweit hierbei Übertragungen und Projektionen eine Rolle spielen und sich unbewußte innere Konflikte auswirken.“[9]

Die Gruppe im Wintersemester 1973/74 war im Gegensatz zu der soeben geschilderten ganz überwiegend gruppendynamisch orientiert, obwohl sich auch das psychoanalytische Konzept punktuell auswirkte. Ob man hier auch von einer „psychoanalytisch orientierten Gruppendynamik“[10] sprechen kann, soll offen bleiben. Mein Ziel als Leiter war es, so viel wie möglich gruppendynamisch und so wenig wie nötig psychoanalytisch vorzugehen. Die Ankündigung im kommentierten Verzeichnis der Lehrveranstaltungen[11] lautete: „Selbsterfahrungsgruppe: Wie schon der Name sagt, sollen sich die Teilnehmer selbst in einer Gruppe erfahren; d. h.

erleben, wie eine Gruppe entsteht, welchen Gesetzmäßigkeiten sie folgt und was sich alles in ihr abbildet a) an Prozessen aus der Umwelt und b) aus der Innenwelt der Teilnehmer." Da die Zusätze „Beschränkung der Teilnehmer auf Sozialpädagogen nach dem Vordiplom" und „Teilnehmerzahl maximal 15" versehentlich nicht ausgedruckt worden waren, erschienen in der ersten Sitzung in einem sachlich und kühl wirkenden großen Raum eines neuerbauten modernen Hochschulgebäudes, ausgestattet mit Tischen und Stühlen und mit weichem Teppichboden zweiundzwanzig an der Teilnahme Interessierte, darunter mehr Männer als Frauen und mehr Wirtschaftspädagogen als Sozialpädagogen. Man gab sich betont locker. Einige Teilnehmer lagen auf dem Boden, andere saßen auf Stühlen, mit oder ohne Tisch vor sich. Es ging sofort um die Rolle des Leiters, ob er unmittelbar zur Gruppe gehöre oder mehr draußen stehe. Einige redeten ihn mit „du" an und es war sofort klar, daß die Gruppe mit ihrem Verhalten Abhängigkeits- und Autoritätsprobleme abwehrte. Da ich aber diesmal noch weniger als früher die Position des distanzierten Psychoanalytikers einnehmen wollte, enthielt ich mich nicht nur der sonst fällig gewesenen Interpretationen, sondern ging auf den Stil der Gruppe ein, ohne indessen in der Gruppe völlig aufzugehen. Die Gruppe merkte bald, daß es schwerer ist, sich zu strukturieren, wenn die Autorität nicht handelt.
In der zweiten Sitzung mußte das Problem gelöst werden, ob die Gruppe die gegebene Zusammensetzung beibehalten kann, da die Veranstaltung de jure nur für Sozialpädagogen im Hauptstudium gedacht war. Streng genommen hätte ich als Leiter die Wirtschaftspädagogen und die Sozialpädagogen vor dem Vordiplom ausschließen müssen. Dies tat ich nicht, sondern stellte das Problem zur Diskussion. Die Gruppe meinte darauf, daß ich die Wirtschaftspädagogen und Sozialpädagogen vor dem Vordiplom nicht ausscheiden könnte, da bereits ein Prozeß abgelaufen sei, den man auf diese Weise gewaltsam zerstören würde. Man einigte sich schließlich auf folgende Konsens: Wir treffen eine unkonventionelle Lösung und sind uns dabei im klaren, daß es sich um eine Ausnahmeregelung handelt. Entstanden ist die ganze Situation durch die fehlenden Zeilen im Vorlesungsverzeichnis, ferner durch die Situation der Hochschule mit Numerus clausus, sowie durch mangelnde Kommunikation der Hochschullehrer. Was letzteres betrifft, so war die Veranstaltung von der Sozialpädagogik als »geschlossene Gesellschaft" verstanden, zugleich von der Wirtschaftspädagogik ausdrücklich zum Besuch empfohlen worden.
Auf dieser Grundlage entwickelte sich eine erfreuliche Gruppen-

dynamik: Nach einer Phase des Kennenlernens, wobei jeder ein Namensschild auf den Tisch stellte, des Widerstandes („Wer fängt an?“) und der Klärung der Bedürfnisse der Teilnehmer („Ich möchte an tiefere Probleme kommen, ich interessiere mich für die Gruppenprozesse als solche“), erlebten die Teilnehmer:
wie frustrierend es ist, wenn man etwas sagt und keine Resonanz findet;
wie sie sich gleichzeitig öffnen wollen und sich doch hinter einer Maske verstecken müssen;
wie sehr sie trotz bewußter Freiheit unbewußt unter Zwängen leiden, die sie selbst produzieren;
wie sie trotz vermeintlicher Solidarität das Problem der Autorität nicht gelöst haben und ihrer Abhängigkeit von Autorität dadurch ausweichen, daß sie zwanghaft dagegen opponieren oder die Autorität unterwandern müssen;
und vor allem, welche latenten Machtkämpfe unter den Teilnehmern schwelen, wie leicht diese ohne Durcharbeitung die Gruppe sprengen können und wie *Gefühle* der Angst, Ratlosigkeit und Hilflosigkeit den Gruppenprozeß lähmen können.
Erster Höhepunkt der Sitzungsfolge war ein Wochenendseminar am 24. und 25. 11. 1973 mit insgesamt sechs Zeiteinheiten zu je eineinhalb Stunden. Es begann, ganz gruppendynamisch orientiert, damit, daß Monika, die uns schon aus der oben (S. 63) berichteten Gruppenepisode bekannte Teilnehmerin, die Gruppe um feed-back bat. Die Teilnehmer gingen darauf ein und teilten sich ganz nach Definition der Ziele der T-Gruppentechnik anhand des Johari-Fensters[12] über weite Strecken gegenseitig offen mit, wie einer auf andere wirkt, z. B. „kindlich-schmollend“ oder „lehrerhaft-altklug“ oder „konservativ-reaktionär“. Dies fand in einer ausgewogenen T-Gruppenatmosphäre statt. Die Situation verwandelte sich plötzlich, als Teilnehmer Serge jüngere weibliche Teilnehmer als „Pippimädchen“ titulierte, worauf diese empört reagierten und ihrerseits Serge abqualifizierten, indem sie ihn „scheißliberal“ nannten. Er förderte die Aggressivität gegen sich unbewußt dadurch, daß er sagte: „Verstehen gibt es nicht. Ja, ich bin anders, lese sogar den ‚Bayern-Kurier‘.“ Serge war offensichtlich zum Sündenbock der Gruppe geworden, an dem diese ihre latenten Aggressionen abreagieren konnte. Die dazugehörigen Schuldgefühle zeigten sich in einer Bemerkung von Teilnehmerin Monika: „Wir haben an ihm den Vatermord vollzogen, da er uns Reizworte geliefert hat, während wir den Peter (den Leiter) in Ruhe gelassen haben.“ An dieser Stelle genügte, um die Situation zu kennzeichnen, die Deutung der aktuellen Gruppendynamik als

Sündenbockmechanismus nicht, es mußte darüber hinaus die Verschiebung der Aggression der Gruppe gegen mich auf Teilnehmer Serge interpretiert werden. Um ein Haar hätte sonst Serge nämlich die Gruppe verlassen. In einem späteren Stadium wurden der Gruppe folgende Zusammenhänge noch deutlicher: Wie sich, dingfestgemacht an der Person von Serge, die internalisierte aggressive Objektbeziehung aus dem ödipalen Konflikt mit den Eltern in der Übertragung auf die „Pippimädchen" auswirkte und wie die so Titulierten in dieser Disqualifizierung unbewußt die Entwertung durch eine Vaterfigur wiedererlebten, gefolgt von der unvermeidlichen Reaktion, sich an dem entwertenden Objekt zu rächen.

In einer weiteren Phase konnten Neidgefühle verbalisiert werden, z. B. als Hans gegenüber einem von der Gruppe mehr und mehr als „versteckter Führer"[13] anerkannten Teilnehmer Wolfgang sagen konnte: „Ich war direkt froh, daß er mal nicht dran war."

Nach Interpretation dieser Gefühlskonstellation drehte sich der Gruppenprozeß in der letzten Zeiteinhalt des Wochenendseminars, von einer geänderten Sitzordnung ausgehend, wieder um die latenten Machtprobleme. Man ging aber vorsichtig damit um, nachdem man kurz vorher erlebt hatte, wie leicht durch ungebrochene Aggressivität die Gruppe ein Mitglied hätte verlieren können oder wie man sich aus unbewußter Eifersucht gegenseitig gelähmt hätte, wäre diese Dynamik nicht zur Sprache gebracht worden.

In einer Zwischenphase von fünf Sitzungen bis zu einem weiteren Wochenendseminar profilierten sich die Teilnehmer weiter in ihren Rollen: Zwei Teilnehmern, Wolfgang und Klaus*, wurde nach einigen Machtkämpfen zwischen Rauchern und Nichtrauchern wechselnde Führerschaft zuerkannt. Die Teilnehmer hörten außerdem besser aufeinander, ließen den andern ausreden und konnten anstehende Entscheidungen sachlich regeln. Ich selbst spielte in dieser Phase fast ausschließlich die Rolle eines Trainers, der in gegenseitigem Feed-back mit den Teilnehmern mitmachte und nur sehr selten psychoanalytisch orientierte Interpretation gab.

Das zweite Wochenendseminar ergab einen weiteren und letzten Höhepunkt des Gruppenprozesses. Es fanden vier Sitzungen statt, in denen erstmals die bis dahin ganz verdeckt gebliebene Erotik in der Gruppe zur Sprache kam. Wolfgang hatte sich und der Gruppe die Frage gestellt, woran es liegen könne, daß Menschen Hemmungen haben, wenn er mit ihnen Aktfotos mache. Diese alle faszinierende Frage regte die Teilnehmer an, sich im Hier

* Monika, Klaus und Wolfgang waren übrigens damit einverstanden, daß ihre Namen genannt werden; sie sind daher auch nicht verändert.

und Jetzt der Gruppe in Rollenspielen nacheinander vorzustellen, wer sich von Wolfgang nackt fotografieren lassen würde. Manche beantworteten die Frage, ob sie sich Wolfgang für Aktfotografien zur Verfügung stellen würden, unumwunden mit Ja, andere mit Nein, wieder andere wurden nur verlegen und konnten keine klare Antwort finden. In der folgenden Auswertung wurden die Ängste, sich zu blamieren, sich einer Versuchungssituation auszusetzen und sich zu zeigen und gesehen zu werden, deutlich, obwohl diese Ängste zunächst lange Zeit mit betont sachlichem, auf das Technische des Vorgangs beim Fotografieren und auf das Ästhetische im Aktfoto gerichtetem Interesse abgewehrt wurden.
Die Atmosphäre wurde noch lebendiger, als die Teilnehmer sich vorstellten, wie es wäre, wenn sie sich jetzt nicht bei dem männlichen Teilnehmer Wolfgang, sondern bei dem weiblichen Teilnehmer Birgit* zu einem Aktfoto stellten. Dabei kamen die Ängste der Männer sowohl vor der Abhängigkeit von einer Frau und vor deren Macht zum Ausdruck wie die Angst vor der peinlichen Situation, wenn sich eine Erektion einstellen würde. Die vorgestellten Szenen führten zu lebhaften Phantasien über gemeinsames Nacktbaden und gemeinsamen Saunabesuch, wobei ich meine Aufgabe lediglich darin sah, die Gruppe immer wieder auf das Hier und Jetzt der Gruppe hinzuweisen.
Im weiteren Verlauf zeigte sich, wie neben den Ängsten vor *Sexualität* als solcher auch *narzißtische* Probleme die Teilnehmer beschäftigen: „Ob man meinen Körper als schön empfinden würde, wo ich ihn selbst nicht schön finde." „Ich bumse gerne, möchte aber vor allem als Mensch ernst genommen werden."
Die Selbstwertproblematik der Teilnehmer zeigte sich auch darin, daß sie die bejahenden oder verneinenden Antworten auf die Vorstellung, sich Wolfgang bzw. Birgit für Aktfotos zur Verfügung zu stellen, vor allem als Botschaften im Sinne eines hinter der sexuellen Problematik versteckten Soziogramms begriffen. Mit anderen Worten: Hinter dem äußerlich so sexuellen Thema verbargen sich starke Wünsche, bejaht und Ängste, ja nicht abgelehnt zu werden. So entpuppte sich Wolfgangs Frage, woran es liege, daß Mädchen Hemmungen hätten, wenn er mit ihnen Aktfotos mache, als der Wunsch, als Mensch nicht abgelehnt zu werden, und zwar als ein Mensch nicht nur mit sexuellen, sondern vor allem auch mit narzißtischen Interessen.
Die Gruppe arbeitet an diesem Thema weiter, indem die Teilnehmer sich, wie in dem bekannten Kinderspiel: „Mein linker

* Nicht identisch mit Teilnehmerin Brigitte; vgl. S. 29 bis 33

Platz ist leer, ich hole mir den Heiner her", gegenseitig aufforderten, den linken Platz neben sich zu besetzen. Die Stimmung lockerte sich weiter. Wünsche nach Zärtlichkeit, nach körperlicher Berührung wurden wach, durchaus im Sinne der amerikanischen Encounter-Groups: „feel me, touch me, heal me." Als die Gruppe eine Zeitlang Hemmungen hatte, sich gegenseitig an den Händen zu berühren, obwohl Birgit Klaus schon einmal zart übers Haar gestrichen hatte, munterte ich die Gruppe — gänzlich unanalytisch — auf, indem ich fragte: „Warum eigentlich nicht?", worauf sich alle an den Händen faßten. Jetzt war der Bann gebrochen. Klaus kam auf die Idee, das Spiel „Mein linker Platz ist leer . . ." averbal zu spielen, was jetzt, im Gegensatz zum Beginn der Sitzung, in ganz und gar gelöster Atmosphäre möglich war. Als die Sitzungsfolge dann zur vereinbarten Zeit beendet werden mußte, hielt das die meisten Teilnehmer nicht ab, sich abschließend noch beim Bier zu treffen.

Dieses zweite Wochenendseminar hatte also eine noch größere Kohäsion der Gruppe bewirkt als das erste. Die Teilnehmer waren sich weiter näher gekommen, und Wünsche nach vertrautem Kontakt konnten teilweise erfüllt werden. Man merkte, wie sehr die Hochschulstruktur Spontaneität und Gefühl behinderte, wie einsam manche im Grunde waren und wie befriedigend gemeinsame Erlebnisse wie in dieser Art Gruppe sein können. So kam auch in der letzten Sitzung, trotz der Tatsache des Endes, wieder eine geradezu familiäre Atmosphäre auf, in der man sich zuerst in gemeinsamer Regression fliegende Plastikteller zuwarf, dann aber nochmals eigene Probleme in Wohngemeinschaften, Spannungen in Partnerbeziehungen und Abhängigkeiten vom Elternhaus zur Sprache brachte, und zwar so offen wie nie zuvor. Ein herzlicher Abschied beendete diesen alle Teilnehmer befriedigenden Gruppenprozeß. Die Gruppe wollte sich in Zukunft auch ohne Leiter treffen, wie sie es zwischendurch schon zweimal gemacht hatte, um sich die Chance dieses Forums für vertrauensvolle gegenseitige Aussprache zu erhalten.

Die Wiedergabe dieser Sitzungen spricht für sich selbst, ein Kommentar ist kaum erforderlich. Als Fazit sei nur festgehalten: *Eine um die Dimension der Gruppendynamik erweiterte psychoanalytisch orientierte Selbsterfahrung ist für Studierende der Sozialpädagogik weitaus besser geeignet als eine streng psychoanalytisch orientierte.* Unsere Grundannahme, daß die Psychoanalyse in der Ausbildung von Studierenden der Sozialpolitik und Sozialarbeit eine wesentliche Rolle spielen kann, ist damit nicht widerlegt, aber *modifiziert.*

VI. Psychoanalytische oder pluridisziplinäre Supervision?

Beispiel: Praktikum „Arbeit mit Gruppen"

Die meisten Sozialarbeiter und Sozialpädagogen befürworten eine Supervision der Einzelfallhilfe und Gruppenarbeit durch Fachleute aus den eigenen Reihen. Über die Funktion der Supervision herrscht jedoch vielerorts Unklarheit. So ist der Supervisor bei Dorothy Pettes eine „Fachkraft des mittleren Managements", von dem „Fähigkeiten in der Administration" ebenso gefordert werden wie „im Unterricht, in klarer Kommunikation und Geduld"[1]; Supervision in Sozialarbeit und Sozialpädagogik sei eine „Kombination von administrativer, lehrender und helfender Funktion"[2]. Sie kann nach Christa Deichmann, wie oben (S. 15) schon erwähnt, „nur von Angehörigen des gleichen Berufsstandes ausgeführt werden, während Experten anderer Berufe als Sachverständige in bestimmten Fragestellungen konsultiert werden können"[3]. Auch William Schwartz[4] stellt die Frage, wer die Arbeit mit Gruppen kontrollieren soll. Sollen es *Spezialisten* in „Fragen der Gruppenarbeit" sein oder das Team der *Sozialarbeiter* selbst, das diese neue Form sozialen Dienstes überwacht? Schwartz spricht sich eindeutig für die Supervision aus den eigenen Reihen aus[5]. Im „Haus Sommerberg" wurde von Eberhard Künzel und Karl Klüwer eine zweigleisige Supervision eingerichtet; der angehende Sozialarbeiter kann seine Tätigkeit sowohl bei einem Psychoanalytiker als auch bei einem Sozialarbeiter kontrollieren lassen, was sich gut bewährt[6].

In der Praxis der Ausbildung am Institut für Sozialpädagogik der Freien Universität Berlin sah dies anders aus. Hier warteten über 60 Studierende nach dem Vordiplom auf jemanden, der ihnen im bevorzugt gewählten Studienschwerpunkt „Arbeit mit Gruppen" endlich helfend zur Seite stehen sollte. Bereits akademisch ausgebildete Supervisoren in Sozialarbeit und Sozialpädagogik gab es nicht. Die an früheren Höheren Fachschulen tätigen Lehrkräfte kamen für die Universität aus formalen Gründen nicht in Frage. So griff man auf Mitarbeiter zurück, die in anderen Feldern wenigstens Erfahrungen im Umgang mit Gruppen hatten. Nachdem ich auf Vorschlag Tobias Brochers für diese Aufgabe gewählt worden war, mußte das Problem der Supervision des Praktikums

„Arbeit mit Gruppen“ ebenso gelöst werden wie das in Kapitel III geschilderte mit den Selbsterfahrungsgruppen. In der Überzeugung, daß die Psychoanalyse in der Ausbildung des künftigen Sozialarbeiters eine entscheidende Rolle spielen kann, wurde auch für die Supervision ein bewährtes psychoanalytisches Modell zugrunde gelegt, nämlich das der Balint-Gruppe, das sich für eine psychoanalytisch konzipierte Gruppenarbeit unmittelbar anbot. Das Modell wurde vorn (S. 23) schon kurz erwähnt, hier erinnere ich nur daran, daß die Teilnehmer des Seminars zu dem Bericht des Gruppenleiters frei assoziieren, während der Seminarleiter, am psychoanalytischen Modell orientiert, den entstehenden Gruppenprozeß verfolgt und, je nach Indikation, interpretiert. Angekündigt wurde das Supervisions-Seminar folgendermaßen: „Wer eigene Erfahrungen mit Gruppen hat, kann sie zur Diskussion stellen. Die jeweiligen Schwierigkeiten werden dabei frei entwickelt und zum Gegenstand der Analyse gemacht, wobei Teilnehmer und Seminarleiter zu deren Verständnis und Überwindung beitragen.“[7] An anderer Stelle wird noch deutlicher gemacht, daß es bei dieser Art psychoanalytischer Supervision darum geht, „die Interaktionen zwischen sich selbst und der Gruppe möglichst frei“ zu entwickeln, wobei „die Seminargruppe ebenso frei auf das Material eingeht, während der Seminarleiter die dabei entstehenden Prozesse kommentiert“[8].

Was für Erfahrungen haben wir mit diesem Modell einer psychoanalytischen Supervision gemacht? Um das Ergebnis auch in diesem Fall vorwegzunehmen: *Das von Balint entwickelte und bei praktischen Ärzten erprobte Modell hat sich in der Supervision von Studierenden der Sozialpädagogik und Sozialarbeit nur teilweise bewährt.* In einzelnen Sitzungen kam es zwar zu den erwünschten freien Assoziationen, so daß dem Psychoanalytiker der Zugang zu den unbewußten Prozessen zwischen Berichterstatter und dessen Gruppe, zwischen den Mitgliedern der Gruppe *dort*, ebenso möglich war wie zu denen, die sich im *Hier* und Jetzt der Seminargruppe abspielten. In den anderen Sitzungen war dieser Zugang mehr oder weniger versperrt; hier begegnete man der psychoanalytischen Ausbildung in Sozialarbeit und Sozialpädagogik im Hinblick auf *soziale Therapie* mit großer Skepsis und zog die *politische* und *pädagogische* Arbeit mit Gruppen vor.

In folgenden Seminargruppen konnten die von Wolfgang Loch[9] in Balint-Gruppen mit Ärzten beobachteten und beschriebenen „Interaktionsmuster“ wenigstens streckenweise wiedergefunden werden: Im Bericht über eine Gruppe von *Eltern mit körperbehinderten Kindern* zeigte sich am Verlauf der Seminardiskussion, die sich inhaltlich von den Verhaltensstörungen der Kinder über Zwischenstufen auf die Probleme der Eltern verlagerte, wie weitgehend die Verhaltensstörungen der Kinder „Präsentier-Symptome“[10] darstellten, hinter denen die Eltern ihre eigenen Probleme mit ihren körperbehinderten Kindern versteckten. In einem Bericht über eine *Gruppe mit körperbehinderten Jugendlichen* reagierte die Seminargruppe sensibel auf die Art, wie die Gruppenleiterin ihren Bericht vortrug. Es hieß u. a.: „Du redest so von oben herab, wenn du das mit deiner Gruppe machst, kann ich verstehen, daß die oft ablehnend sind. Deshalb sind sie mißtrauisch und in ihren Wünschen, verstanden zu werden, frustriert.“ Gleichzeitig zeigte sich in den wechselseitigen aggressiven Äußerungen zwischen Berichterstatter und Seminarteilnehmern die ganze angestaute Aggressivität der mit ihren körperbehinderten Jugendlichen identifizierten Leiterin. Auch der meist nicht eingestandene Neid der Körperbehinderten auf die Gesunden kam auf diese Weise über die Beiträge der Seminarteilnehmer zur Sprache. Häufig zeigte sich in der Reaktion der Gruppe auf den Bericht und im feed-back der Berichterstatterin auf die Einfälle der Gruppe und die Interpretationen des Seminarleiters eine massive Enttäuschung als Folge entschieden zu hochgesteckter Ziele der Gruppenarbeit. Dies war der Fall im Umgang mit in der Umgebung der Kaiser-Wilhelm-Gedächniskirche *streunenden Jugendlichen,* denen die studierenden Praktikanten Spiele und Getränke anboten, in einer *Gruppe mit drogenabhängigen Jugendlichen,* in der sich die Gruppenleiterin ungewöhnlich stark engagierte, oder in einer *Gruppe von Fürsorgezöglingen,* die sich trotz des Engagements des Leiters in ihrem abweichenden Verhalten nicht änderten. Dabei spiegelte die Enttäuschung der Seminargruppe am Seminarleiter die Enttäuschung der Mitglieder der jeweiligen Gruppen an den studentischen Gruppenleitern wider. Heftige Aggressionen waren die Folge, die wenigstens in der Supervisionsgruppe zum Ausdruck kamen und dadurch etwas abgebaut werden konnten. War dies hinreichend geschehen, konnten die Studenten in ihren Gruppen wieder besser arbeiten. Insofern bewährte sich die Technik der Balint-Gruppe auch bei der Ausbildung von Studierenden der Sozialpädagogik und Sozialarbeit. Wir dürfen uns bei dieser Anwendung der Psychoanalyse auf dem Gebiet der Supervision sozialpädagogischer Arbeit mit Gruppen jedoch ebensowenig Illusionen machen wie bei deren Anwendung in Selbsterfahrungsgruppen. Über die *psychologischen Gründe* dieses Abwehrverhaltens haben wir bereits gesprochen (vgl. S. 34 f.). Hier sei nur an die Widerstände gegen Gefühle überhaupt und gegenüber

einem Bewußtwerden ungelöster Konflikte aus der eigenen verzögert ablaufenden Adoleszenz erinnert. Dazu kommt die ständige Abwehr jeder Form von Abhängigkeit aus Angst vor Abhängigkeit infolge unbewußter Abhängigkeitswünsche.
Auch auf die *politischen* Gründe für die Ablehnung des psychoanalytischen Zugangs sind wir schon eingegangen (vgl. S. 35 f.). Sie wirkten sich in der Supervisionsgruppe sogar stärker aus als in der Selbsterfahrungsgruppe. Das ist leicht zu verstehen: Die Studenten waren von sich aus in Heime mit *delinquenten Jugendlichen,* in *Jugend-Freizeitheime* oder in *Beratungsstellen* von Bezirks-, Jugend- oder Sozialämtern gegangen. Die Progressiven unter ihnen waren von den Repräsentanten der Träger dieser Institutionen in aller Regel sehr skeptisch betrachtet worden. In die Institutionen als solche ließ man sie überhaupt nur ungern hinein; denn aus vielerlei Gründen wollte man sich nicht von kritischen Studenten in die Karten schauen lassen und verhielt sich dabei dem Engagement der Studenten gegenüber wenn nicht offen ablehnend, so doch sehr zurückhaltend. Dies nimmt nicht wunder, da die Studenten aus ihrer Ablehnung der hierarchischen Struktur der betreffenden Einrichtungen und aus ihrer Abwertung der sie repräsentierenden Beamten kein Hehl machten. Die Studenten legten in ihrem politischen Engagement die repressiven Erziehungsstile der Heimleiter bloß, entlarvten die hinter betulicher Zuwendung steckende Ablehnung gegenüber Kindern und Jugendlichen durch Heimleiter und Bezirksamtsleiter und rührten in ihrer alles kritisierenden Haltung an die wundesten Stellen der Administration.
Diese politischen Konflikte zeigten sich eigentlich in jeder Gruppe, an ihnen entzündeten sich die Diskussionen der Seminargruppen. Die divergierenden politischen Einstellungen prallten heftig aufeinander. Wie sehr die sozialtherapeutische Arbeit mit Gruppen durch politische Motive bestimmt war, zeigte sich besonders deutlich in der Supervision einer Gruppe mit aus der psychiatrischen Klinik Entlassenen, von deren Supervision Tonbandprotokolle vorliegen, und auf die ich deswegen genauer eingehen möchte.
Ich hatte mit Hilfe eines persönlich bekannten Kollegen, seiner Vorgesetzten und mit Zustimmung des zuständigen Referenten des Senators für Gesundheitswesen die Voraussetzungen für eine Gruppenarbeit mit ehemaligen Psychiatrie-Patienten schaffen können, für deren Leitung eine Fachärztin für Nervenkrankheiten, eine ausgebildete Sozialarbeiterin und eine studentische Praktikantin zur Verfügung standen*.

* An dieser Stelle sei Herrn Dr. med. Peter Dettmering, Med. Dir. Dr.

In der ersten Supervisions-Sitzung ging es um die besondere Angst vor dieser Art Klienten, von denen man sagte: „Sie durchschauen einen, daß man selbst unsicher wird und lügen muß."

Walter:** Das sind Projektionen der eigenen Ängste.
Amelie: Sie verstärken die eigene Unsicherheit.
Judith: Ich fürchte, die merken, daß man lügt, ihnen etwas vormacht.
Amelie: Es sind Rollen, hinter denen du selbst steckst.
Eva: Diese Art Klienten sind ehrlicher. Die lassen sich nicht so ablenken.

An dieser Stelle bemerkte ich: „Nicht von ungefähr besteht seitens der Studierenden so wenig Interesse an der Arbeit mit Klienten aus psychiatrischen Kliniken."

Judith (die Praktikantin dieser Gruppe): Mit meinem Vater ist es ähnlich gegangen. Warum den Alten ersaufen lassen. Er sagte: „Du hast mich ertränken wollen", darauf sagte ich: „Das ist nicht wahr." Später kam mir dann: Er hat recht, man würde es tun.

Das kommentierte ich: „Solche Wünsche stecken in allen von uns, sie sind uns nur nicht bewußt. Solche Menschen machen uns das bewußt, was uns Schuldgefühle bereitet."

Eva: Der Vater hat es gemerkt. Also: merken es die Klienten auch.
Judith: Im Grunde stimmt es, was er sagte.
Eva: Wir dürfen es nicht vertuschen, nicht in der Selbsterfahrungsgruppe, nicht in der Supervisionsgruppe, wenn solche Wünsche uns quälen.
Walter: Zugeben oder nicht? Gibt man es nicht zu, weil es die eigene Abnormität ist?
Amelie: Es macht die Situation mit dem Klienten schwierig, wenn man eigene Gefühle so ehrlich zugibt. Zugeben widerspricht dem Wunsch, respektiert zu werden.
Walter: Das eigene Problem dem Patienten als dessen Problem zurückgeben ist die typisch therapeutische Haltung.

Günther Meyer und Herrn Med. Dir. Dr. Klemm vom Senator für Gesundheit und Umweltschutz für ihre Mithilfe gedankt.

** Die Namen sind wieder geändert.

	Das geht in unserer Unterschicht-Gruppe nicht. Hier hat der Gruppenleiter eben keine therapeutische oder analytische Funktion.
Judith:	Die eigenen Probleme zurückgeben heißt, den Klienten nicht ernst nehmen. So haben es die Eltern mit uns gemacht.
Eva:	Wenn du aber eine Aversion gegen den Patienten hast, dann sagst du es hier. Sagst du es aber auch dort, warum du ihn ablehnst? — Das weißt du doch nicht — so ablehnst, wie die schreckliche Mutter. Es ist dann ein endgültiges Urteil.
Amelie:	Das kann ich mir nicht vorstellen. Ich stehe doch in einer helfenden Funktion zum Klienten.

Dazu ich: „Das sind aber jetzt unsere Probleme, die *wir* mit den Klienten haben, nicht die Probleme der Klienten. Gleichzeitig ruft aber allein schon die Vorstellung, mit aus der Psychiatrie entlassenen Patienten umgehen zu müssen, Ängste in uns selber hervor, weil wir an eigene, ungelöste Konflikte erinnert werden und an eigene Unehrlichkeiten im Umgang mit anderen."

Amelie:	Selbsterforschung, persönliche Probleme in Gruppen sind immer latent vorhanden. Das führt zu dem Problem der Distanz zum Klienten.

Ergänzt von mir: „Ich muß selber vorher mit dem Problem vertraut sein, um es in der Gruppe meistern zu können. Dies ist die Vorleistung des Sozialarbeiters, ehe er in die Gruppe geht."

Eva:	Es ist furchtbar, sich in die Lage des Patienten zu versetzen. Was für eine Antwort würde man sich an dessen Stelle selber wünschen? Vielleicht diese: ‚Das ist für mich auch ein Problem, deswegen habe ich allergisch reagiert.' Das ist beruhigender für den Klienten, dann fühlt er sich auch nicht allein gelassen.
Judith:	So würde ich mir das auch wünschen.
Amelie:	Ich kenne jemand, von dem ich mich abgelehnt fühle. Wenn mir dieser sagt: ‚Das ist doch nicht wahr', so würde ich das mit Kußhand akzeptieren.

Mein Kommentar: „Es hängt wohl vom Stand des Gruppenprozesses ab, ob eine Gruppe schon so weit ist, die Wahrheit zu ertragen, auch wenn es schwer fällt, oder ob sie noch geschützt sein möchte, so wie ein kleines Kind von den Eltern zunächst geschützt werden möchte. Später möchte es aber die Wahrheit erfahren."

Walter: Das ist eine therapeutische Rolle. Ich kann mir kein anderes Verhalten eines Gruppenleiters denken als ein solidarisches. Alle Technik und Methode ist verlogen.

Judith: Dinge kommen nicht zur Sprache, da jeder höflich ist. Wo die Höflichkeit aufhört, bekomme ich Angst.

Eva: Das ist das Problem.

Amelie: Wie weit kann ich da ehrlich sein? Ich darf den Selbstschutz nicht untergraben.

Manfred: Das ist mir auf Harmonie verdächtig. Ein bestimmter Zustand soll erhalten bleiben. Ich würde ein Klima der Offenheit schaffen.

Amelie: Ich überlege es mir vorher, damit jemand nicht in Tränen ausbricht. Ich bin da vorsichtig.

Hier sagte ich: „Wir haben jetzt zwei Untergruppen, von denen sich die eine an die geschwächten Persönlichkeitsanteile der Klienten wendet und die andere an die starken; man könnte auch sagen: an die Kranken oder an die Gesunden, wenn die Frage der Norm nicht so schwierig wäre. Was wir jetzt in der Gruppe haben, ist aber das Problem dieser Klienten. Sie wünschen, in ihrem Erwachsenen-Ich solidarisch angesprochen, aber gleichzeitig in ihrem hilflosen Selbst geschützt zu werden. Beides zu verbinden ist offenbar nicht so einfach."

Später kommt das Seminar wieder auf die Ängste zu sprechen, die im Umgang mit Klienten aus der psychiatrischen Klinik aufgerührt werden könnten.

Manfred: Wenn du zu sehr Angst hast, geh lieber nicht ran.

Eva: Viele Menschen suchen aber gerade das, was für sie das Schwierigste ist.

Judith: Das trifft für mich zu, das ist für mich irre wichtig, denn da lerne ich ja Menschen kennen, die in einer anderen Welt leben, die mir nicht offen ist. Ich kann deren Flexibilität fördern und meine Normen ändern.

Amelie: Du mußt vor allen Dingen die Welt der Realität repräsentieren.

Walter: Ich kann erst dann eine Strategie entwickeln, wenn ich über den derzeitigen Zustand genauestens informiert bin. Du bist unehrlich, wenn du den Patienten als Spielball benutzt, um nur individuell neue Erkenntnisse zu gewinnen.

Judith: Da bin ich ehrlich, wenn ich das zugebe. Ich möchte mich ändern.

Walter: Was ist das Ziel deiner Gruppenarbeit?

Judith: Ich möchte ein anderes Stück Realität sehen, sowohl die Position der Klienten als auch meine relativieren. Warum sollen sie das alles verdrängen?

Manfred: Es ist die Frage der Realität des Sozialarbeiters, der hat ein festes Bild von der Realität. Wenn du das nicht vermitteln kannst, kannst du dem Klienten nicht helfen. Für ihn ist es aber oft besser, sich an jemand anzuschließen, der nicht starre Normen hat.

Wera: Ein starker Mensch kann es, aber ein Mensch, der gescheitert ist, der verfällt leicht wieder seinem Zwang.

Intervention durch den Gruppenleiter: Wie läuft es hier? Judith sagt: Die Wünsche der Patienten sollen ernst genommen werden, deren Phantasie, ihre innere Welt. Andere sagen: Die Realität ist wichtig, die Wünsche sind nicht so wichtig. Judith repräsentiert die unbewußten Wünsche der Klienten, die andern vertreten die soziale Realität.

Judith: Es sind verschiedene Realitäten. Wie ist es in Kreuzberg?

Walter (lachend): Die repräsentieren die Kreuzberger Realität.

Judith (ernst): Die Realität des Schizophrenen ist eine andere. Er möchte eine Frau streicheln und ihr zugleich ein Glas ins Gesicht werfen. So sieht es aus.

Eva: Du kannst es verkraften. Aber ob es der andere kann?

Judith: Ich wollte nur ehrlich sein. Ich kann natürlich auch reduzieren auf die äußere Realität.

Eva: Es kann schon etwas gefährlich sein, Konflikte zu mobilisieren, ohne zu helfen, sich in der Realität zurechtzufinden.

Walter: Ich muß die Klienten auf die Widersprüche im derzeitigen gesellschaftlichen System aufmerksam machen. Ob es aber richtig ist, ihnen die Widersprüche dieser Realität zu zeigen, wo diese Klienten doch die schwächsten Glieder unserer Gesellschaft sind?

Judith: Die sind nicht die schwächsten, von denen kann Veränderung ausgehen. Sie leiden an dieser Gesellschaft, deswegen bin ich nach wie vor für Ehrlichkeit, obwohl ich einsehe: Ich muß vorher mit meiner eigenen Angst fertig geworden sein, sonst geht es nicht.

Nach diesem vorwiegend der Vorbereitung auf die erste Sitzung mit dieser Art Klienten dienenden Supervisions-Seminar folgte ein weiteres Treffen der Supervisionsgruppe, in dem der Ablauf der ersten Sitzung der Patienten-Gruppe zur Sprache kam.

Judith: Wir verstanden uns im Leistungsteam als Ausgleich für die Phantasie als Vertreter der Wirklichkeit und stellten es den Klienten frei, zu sprechen, über was sie wollten; so einfach Erlebtes.

Sozialarbeiterin: Es kamen Leute, die sich verbal gut äußern können.

Ärztin: Ein Student war auch dabei; allerdings mit der Gefahr, daß er die andern erdrückt.

Sozialarbeiterin: Sie kamen gleich im Anschluß an die Entlassung in die Gruppe.

Ärztin: Mit dem Gesundheitsamt hatten sie oft schlechte Erfahrungen gemacht.

Sozialarbeiterin: Wir stellten die Gruppe als Kontakt- und Gesprächsgruppe dar, nachdem wir die Patienten nach Kommunikations- und Verbalisationsfähigkeit ausgesucht hatten.

Judith: Ich habe mich mehr mit dem Studenten befaßt. Er hat mir sein Tagebuch zu lesen gegeben, und ich habe einen Abend mit ihm zusammen verbracht nach der Gruppe.

Sozialarbeiterin: Ich fand es schade, daß die beiden (gemeint waren Judith und der Student) auf die Inhalte der Psychose zu sprechen kamen. Zuvor dachten wir gemeinsam, wir könnten unseren Klienten in der Bewältigung ihrer äußeren Probleme helfen.

Judith: Ich kam in einen Rollenkonflikt, wie schon im Seminar zuvor. Ich wollte ehrlich sein und sollte gleichzeitig Vertreter der Realität sein. Das war schwierig.

Sozialarbeiterin: Und das erst bei den paranoiden Ängsten dieser Patienten.

Judith: Ich wollte ja als Beobachterin anfangen, dann hat mich aber der Student in ein Gespräch hineingezogen. Er sagte mir, die Gruppe ist wichtig, aber noch wichtiger ist, daß ich jemand kennenlerne. Er hat noch nie mit einer Frau geschlafen. Ich war hin- und hergerissen. Da sagte ich ihm: „Du, ich bin mir über meine Rolle nicht klar, ich muß mir erst über meine Rolle klar werden.“ Das hat er verstanden.

Hinweis von mir: Das ist ein sehr schwieriger Punkt im Umgang mit einem solchen Klienten: Ihm gleichzeitig zu vermitteln, daß man ihm die real gewünschte Befriedigung nicht geben kann, und ihn dennoch zu verstehen.

Eva: Ich verstehe deinen Rollenkonflikt nicht ganz. Natürlich geht es nicht, miteinander schlafen. Aber wenn sich Beziehungen ergeben, warum soll man die bremsen. Man müßte sie allerdings offen legen.

Amelie: Letztesmal sprachen wir über Distanz. Der Vorteil einer mehr distanzierten Haltung war mir noch nie so klar wie hier.

Judith: Dieser Mensch aber hungert.

Angesichts des verzweifelten Gesichtsausdrucks von Judith sagte ich: „Und man möchte ihm diesen Hunger stillen, dann aber merkt man, daß das nicht geht, daß der Klient immer mehr Hunger bekommt. Es klingt hart, aber es ist wahr: Es ist nicht die Aufgabe des Sozialarbeiters, den Hunger des Klienten zu stillen. Wir können ihm nur dadurch helfen, daß wir verstehen, wie schwierig das ist.

Sozialarbeiterin: Das stimmt, allenfalls Katalysator sein.

Judith: Nein, was ist denn das? — Jemand hungert, und ich kommentiere, daß er hungert.

Walter: Es ist eine moralische Verpflichtung, ihm zu helfen, menschlich. Aber es ist ein Broterwerb. Du mußt methodisch herangehen.

Sozialarbeiterin: Mitmensch und Partner oder Therapeut? Das ist hier doch die Frage. Wende ich mich aber einem Gruppenmitglied bevorzugt zu, entsteht unweigerlich Eifersucht. So war es doch in der Gruppe.

Meine Interpretation: Und ist es hier nicht auch so? Alles dreht sich um Judith und um ihren Studenten. Die andern sind ausgeschlossen.

Judith: Der Junge erzählte, er wolle Schluß machen. Er hat alles gehabt, auch die Krankheit, wozu weitermachen? Da kann ich ihn doch nicht im Stich lassen.

Sozialarbeiterin: Wir können ihm aber nicht ersetzen, was ihm fehlt.

Jetzt kommentiere ich: Es ist offensichtlich ein Konflikt im Leitungsteam. Judith identifiziert sich ganz mit dem Klienten, während die Sozialarbeiterin und die Ärztin die Realität repräsentieren.

Judith: Ja klar, so ist es.

Ärztin: Ich kann Judith gut verstehen, ich mußte es auch erst lernen, auf einer Männerstation als junge Ärztin nicht so persönlich auf die Bedürfnisse der Patienten einzugehen.

Judith: Und ich bin auch als Lernende hier. Wir besprechen die Probleme ja auch hinterher.

Sozialarbeiterin: Wir wollten vor allem eine Vertrauensbasis herstellen, ein Arbeitsbündnis mit den Klienten. Das haben wir versucht, deutlich zu machen. Wir fühlten uns aber draußen, als Judith sich so stark mit dem Studenten engagierte. Wir können sie jetzt aber besser verstehen.

Judith: Aber ich fühle mich noch blöd. Was soll ich jetzt machen? Am liebsten wäre mir, daß der Student ein Mädchen findet.

Amelie: Das ist mir fremd, daß du dich so verantwortlich fühlst. Damit entstehen doch nur neue Probleme.

Sozialarbeiterin: Es ging noch weiter: Die anderen Patienten hatten mitbekommen, daß der Student mit Judith zusammenblieb. Für die war es enttäuschend, so ausgeschlossen zu sein.

Edith: Ich verstehe Judith ganz gut, mir war es früher auch so gegangen: Ich bin voll eingestiegen. Jetzt ist es eine Frage, wie das in eine Methode integrieren. Aber es ist schon gut. Besser zu stark eingestiegen als zu wenig.

Sozialarbeiterin: Es ist aber dann schwierig, sich wieder zurückzunehmen.

Kirsten: Es ist eine Gefahr für die Gruppe.

Eva: Was aber zwischen den beiden war, kann ja wieder in die Gruppe hineinkommen.

Judith: Das will der Student.

An dieser Stelle frage ich: Was zeigen uns denn die beiden? Sie zeigen uns Folgendes: Wir sind Menschen, die nicht lügen, die ehrlich zueinander sind. Und was zeigt uns Judith? Folgendes: Die traditionelle Psychiatrie hat eine zu große Distanz zu den Patienten. Es reicht nicht aus, wenn wir nur die Realität repräsentieren. Sie zeigt uns: Das sind Menschen, die hungern; und: Das sind Menschen, die gegen diese unmenschliche Realität protestieren.
Schweigen.

Sozialarbeiterin: Einmal hat mich eine Patientin gefragt, ob ich nicht auch solche Erlebnisse haben wollte wie in der Psychose. Da habe ich geantwortet: Um den Preis der Krankheit nicht; ich würde deshalb auch kein LSD nehmen.

Judith: Wie soll ich ihn verstehen, wenn ich nicht auf sein Innenleben eingehe?

Edith: Du hast recht, so ein Mensch will wissen, was ich für ein Mensch bin. Es wäre eine Zumutung für ihn, wenn ich da reserviert wäre. Da hätte er kein Vertrauen.

Eva: Wenn er etwas Wichtiges fragt, dann beantworte ich diese Frage auch ehrlich.

Sozialarbeiterin: Aber ich darf ihn nicht mit eigenen Dingen belasten, darf ihm aber zeigen, daß ich mich ihm besonders zuwende.

Edith: Wenn der Klient merkt, man ist ein Steinklotz, dann ist Hopfen und Malz verloren. Ich muß es persönlich nachempfinden.

Ärztin: Man kann doch engagiert sein und gleichzeitig seine Rolle nicht aufgeben.

Hier ergänze ich: Sonst bestünde die Gefahr, daß wir uns selbst verlieren würden im Mitgefühl mit dem Klienten. Wir oszillieren doch um eine distanziert beobachtende und eine mitfühlende Haltung, lassen uns auf den Patienten ein und nehmen uns wieder zurück. Judith hat sich vielleicht zu stark eingelassen. Jetzt aber kann sie sich wieder zurücknehmen. Und so wie wir jetzt ihr dabei helfen, kann sie dem Studenten und damit der Gruppe helfen.

Vier Monate später fand ein weiteres Supervisions-Seminar über diese Gruppe statt. Diese hatte sich in der Zwischenzeit regelmäßig wöchentlich einmal getroffen. Man sprach über Probleme der Wiedereingliederung in der Familie und am Arbeitsplatz, hatte dabei aber Schwierigkeiten, sich zu exponieren. Die Ängste, sich vor den vermeintlichen Angriffen der anderen schützen zu müssen, kamen zur Sprache und konnten etwas abgebaut werden. Infolge der Zusammensetzung der Gruppe, die z. T. aus einigen älteren und einigen jüngeren Teilnehmern bestand, konstellierte sich die Spannung zwischen den Generationen; die von Helm Stierlin[11] beschriebenen Ablösungskonflikte der Adoleszenten von ihren Eltern wurden thematisiert und konnten im Sinne einer indirekten Familientherapie bearbeitet werden. Im Leitungsteam selber mußten die entstehenden Konflikte zwischen Ärztin, Sozialarbeiterin und Praktikantin immer wieder zum Gegenstand der Analyse gemacht werden, um die Klientengruppe nicht durch ungelöste Konflikte im Leitungsteam zu belasten. Wie sich die Gruppe mit den Psychopatienten weiter entwickelte, zeigt der Bericht der Sozialarbeiterin im Supervisions-Seminar am 30. 1. 1974, an dem die Praktikantin Judith fehlte.
Die Sozialarbeiterin berichtete, wie eine Teilnehmerin der Klientengruppe wegen eines Nervenzusammenbruchs der Freundin zu

weinen anfing. Dies habe die gesamte Gruppe emotional stark ergriffen, wobei die Teilnehmer auch darauf gekommen seien, daß es der Überdruck der Gesellschaft sei, die zu diesem Zusammenbruch geführt habe. Sie (die ehemaligen Patienten der Nervenklinik) seien die Leidenden. Endlich könnten sie hier einmal ihre Maske fallen lassen.

An dieser Stelle polarisierte sich das Supervisions-Seminar in eine Untergruppe, repräsentiert durch die Sozialarbeiterin und die Ärztin, und eine andere, repräsentiert durch die Studenten. Während erstere für die emotionalen Probleme der Klienten Partei nahmen, hoben letztere die gesellschaftliche Ursache des Leidens dieser Klienten hervor. Sie betonten in ihrem politischen Engagement, man müsse diesen Klienten sagen, daß die Gesellschaft die Ursache für ihr Leiden sei und man deswegen auf Veränderung der Gesellschaft hinarbeiten müsse. Das Eingehen auf ihr Leiden würde sie nur von der Erkenntnis dieser Zusammenhänge abhalten und letztlich nicht helfen.

Sozialarbeiterin und Ärztin erwiderten darauf, dies hätten sie sehr wohl „im Hinterkopf"; beim derzeitigen Stand des Gruppenprozesses sei es aber noch nicht möglich, auf diese Zusammenhänge einzugehen. Zuerst ginge es darum, die Klienten zu verstehen, in welcher Not sie seien. Dies habe doch die weinende Patientin eindeutig zum Ausdruck gebracht.

Daraufhin nahm die Polarisierung zwischen Ärztin und Sozialarbeiterin einerseits und Studierenden andererseits noch mehr zu: „Ihr macht mit den Patienten ja nur ein Inselchen und fesselt sie noch mehr an die Verhältnisse, anstatt ihnen zu zeigen, daß diese verändert werden müssen!"

Das Seminar endete in unversöhnlichem Gegensatz zwischen den beiden Untergruppen der Therapeuten und der Gesellschaftskritiker. Während diese jenen vorwarfen, sie würden die Patienten nur anpassen und damit die herrschende Gesellschaft erhalten, machten jene diesen den Vorwurf, sie würden unfähig sein, die emotionalen Probleme ihrer Klienten zu verstehen.

Im folgenden Seminar am 6. 2. 1974 kam die ungelöste Situation der Supervisionsgruppe sofort wieder zur Sprache. Jetzt war die Praktikantin Judith anwesend, während die Sozialarbeiterin und die Ärztin ferngeblieben waren. Sie begann davon zu erzählen, wie sehr diese von der Reaktion des Seminars auf den Bericht über die Psychotiker-Gruppe betroffen gewesen seien. Es sei ihnen vorgekommen, als herrsche an der Universität eine völlig außerhalb der Realität stehende Subkultur, in der nur Gesellschaftskritik geübt werde und in der man keinen Zugang mehr dazu habe, wo der Klient wirklich stehe. Darauf machte sich ein politisch stark engagierter Student zum Sprecher der Gruppe und zitierte einschlägige Passagen aus Büchern von Laing[12] und Goffman[13], in denen die Psychose als eine Folge der kapitalistischen Gesellschaftsstruktur dargestellt wird. Die übrigen Teilnehmer des Seminars mit Ausnahme von Judith ergänzten diese Zitate mit ihren Beiträgen, indem sie meinten, sie könnten nicht verstehen, daß man diese Verhältnisse sehe und den Klienten dennoch nichts davon sage. Judith war jetzt ganz mit ihren Klienten identifiziert und suchte ihren Kommilitonen klarzumachen, daß man diese Gruppe von aus der Landesnervenklinik entlassenen Patienten nicht unmittelbar mit politischen Machtverhältnissen konfrontieren könne, sondern daß man erst auf ihr einfaches menschliches Leid eingehen müsse. Beide Seiten waren sichtlich erregt; eine Erregung, wie ich sie in dem Supervisions-Seminar bis dahin noch nicht beobachtet hatte. Ich konnte mir nicht erklären, daß diese Spannung in der Gruppe nur durch den Gegensatz zwischen der mit den Psychose-Patienten identifizierten Seminarteilnehmerin Judith und ihren übrigen Kommilitonen bedingt sein sollte. Da kam mir der Gedanke, ob die Seminargruppe nicht vielleicht die starken emotionalen Konflikte der Psychotikergruppe widerspiegelt, zumal ja in der Sitzung zuvor von einer über den Nervenzusammenbruch einer Freundin weinenden Klientin die Rede gewesen war. Dadurch wurden offenbar bei den Studenten eigene emotionale Konflikte angerührt, wie dies bei Judith schon vor Beginn der Arbeit mit den Psychotikern der Fall gewesen war. Während sich die Praktikantin über das frühere Supervisions-Seminar und den ständigen Kontakt mit der Ärztin und der Sozialarbeiterin an den Umgang mit dieser Art Klienten langsam gewöhnen und sich mit ihnen identifizieren konnte, mußten die übrigen Seminarteilnehmer, von denen die meisten die zwei vorn im Tonbandprotokoll wiedergegebenen Supervisions-Sitzungen ein Semester zuvor nicht besucht hatten, sich ausgeschlossen fühlen. Sie waren somit ohne Vorbereitung mit den schwerwiegenden emotionalen Problemen dieser Klienten konfrontiert. Von daher ist es verständlich, daß sie auf die emotionalen Probleme überhaupt nicht eingehen konnten, diese vielmehr mit politischen Argumenten abwehren mußten, was natürlich nicht heißt, daß sie mit ihrer politischen Argumentation nicht auch recht hätten. Nachdem mir diese Zusammenhänge klar geworden waren, gab ich sinngemäß folgende Interpretation: „Kommt die starke Polarisierung im Hier und Jetzt der Gruppe nicht daher, daß über Judith die schweren emotionalen Probleme dieser Klienten Prozesse in uns ausgelöst haben, die uns jetzt zu schaffen machen? Da die Gruppe hier heute wie schon beim letztenmal in zwei Teile gespalten ist, könnte man daran denken, ob sich darin nicht die schon in der Bezeichnung ‚Schizophrenie' zum Ausdruck kommende Spaltung dieser Klientengruppe abbildete." Auf diese Deutung kam es zu einer spürbaren Beruhigung in der Seminargruppe, ohne daß der Gegensatz zwischen „Therapeuten" und „Gesellschaftskritikern" hätte aufgehoben werden können. Dies zu erwarten wäre jedoch ohnehin unrealistisch. Denn dieser Gegensatz gehört zu den unlösbaren Widersprüchen unseres Lebens.

Wie es aber möglich ist, durch einen längeren Prozeß emotionalen Lernens in der Selbsterkenntnis und der Erkenntnis der Umwelt weiterzukommen, zeigen folgende Passagen aus einer Diplomarbeit einer Studentin[14]:

„Der Aspekt der . . . psychischen Störung verdient in der sozialen Gruppenarbeit . . . primäre Beachtung und Behandlung, zumal wenn der Klient das Bedürfnis und die Erwartung äußert, von seinen . . . Dysfunktionen befreit zu werden. Ein dem psychisch gestörten Klienten adäquates Hilfsangebot müßte vom individuellen Ist-Zustand des Klienten seinen Ausgang nehmen und sich zum Ziel setzen, seine konkreten . . . Probleme lösen zu helfen."

Im Umgang mit psychisch gestörten Klienten wie in der geschilderten Gruppe ist eine psychoanalytische Supervision unabdingbar. Ohne eine solche bestünde die Gefahr vorzeitiger politischer Argumentation und Aktion, was einer Indoktrination gleichkäme, wie sie in der vorn (S. 63) geschilderten Selbsterfahrungsgruppe artikuliert worden war. Psychoanalytische Gesichtspunkte sind somit in allen jenen Gruppen zu berücksichtigen, die auf soziale Therapie hinzielen. Eine derartige Arbeit mit Gruppen ist eo ipso *psychoanalytische Sozialarbeit.*

Anders ist dies bei Gruppen mit politischer Zielsetzung. Als Beispiel hierfür mag eine *Gruppe mit Eltern aus Kreuzberg* stehen, deren Kinder geistig behindert sind. Die Leiter dieser Gruppe waren ein schon früher an einer höheren Fachschule für Sozialarbeit ausgebildeter studentischer Praktikant und ein weiterer, ebenfalls etwas älterer Student, der im Zweiten Bildungsweg an der FU Berlin studierte. Beide orientierten sich zwar an den Bedürfnissen der aus der Unterschicht stammenden Klienten, machten aber von vornherein mit dem politischen Anspruch einer Aufklärung der Eltern über ihre gesellschaftliche Situation ernst. Ziel war es, die Eltern aus ihrer Apathie herauszuführen und sie zu aktivieren, auf die Mängel in der Versorgung geistig behinderter Kinder und ihrer Eltern aufmerksam zu machen.

Die Apathie der Eltern war anfangs so groß, daß die Gruppenleiter davon affiziert wurden, was sie nur dadurch abwehren konnten, daß sie verstärkt Aktivität entfalteten und die Wut über die apathischen Eltern im Supervisions-Seminar am Seminarleiter ausließen. Wie bei einigen anderen Gruppen hatte die Supervision, obwohl den Studenten selbst nicht bewußt, auch hier entlastende Funktion, indem wenigstens die die Gruppenleiter sonst blockierende Wut abreagiert werden konnte. Damit waren nicht sie selbst und ihre Gruppe an der politischen Apathie schuld, sondern der Seminarleiter und das Supervisions-Seminar waren es. Obwohl dies natürlich keine gute Konfliktlösung war, konnten die Studenten danach mit einem Gefühl der Entlastung wieder an die Arbeit gehen. Sie bildeten neben der Elterngruppe, aus der sich langsam eine regelrechte Initiativgruppe herauskristallisierte, drei verschiedene Kindergruppen, in denen Kinder im Vorschul-, Schul- und Nachschulalter untergebracht wurden. Gleichzeitig sprachen die Praktikanten mit drei Stadträten, um diesen die Vernachlässigung dieser Randschicht nachdrücklich vor Augen zu führen. Dazu kam Öffentlichkeitsarbeit über Funk und Presse. In diesem organisatorischen Bereich fühlten sich die Studenten sicher. Hier waren sie nicht mit emotionalen Konflikten konfrontiert. Der Erfolg blieb auch nicht aus: Die Gruppe trug sich bald selbst und die Studenten konnten ihre Arbeit wie folgt kommentieren[15]:

„Es besteht offenbar ein großes Bedürfnis der Eltern geistig behinderter Kinder, Möglichkeiten des Kontaktes und der Aussprache zu finden. Die große Belastung, die Eltern durch ihr behindertes Kind haben (ständige intensive Pflege, finanzielle Mehrbelastung), zwingen diese Eltern automatisch in eine isolierte Stellung innerhalb unserer Gesellschaft. Ein noch bedeutenderer Faktor für die Isolation sind das Unverständnis, die Vorurteile, die Uninteressiertheit und die Diskriminierung, die den Eltern von unserer Gesellschaft entgegengebracht werden.

Von diesen Punkten ausgehend haben wir am 12. 10. 1972 das Ziel der Gruppenarbeit formuliert: Die Gruppe soll eine Möglichkeit bieten, die isolierte Stellung der Eltern geistig behinderter Kinder abzubauen bzw. aufzulösen.

Die Gruppe soll ein Ausspracheforum sein, auf dem die Eltern Informationen erhalten und eigene Erfahrungen austauschen können.

Die Gruppe soll die Eltern befähigen, sich in das allgemeine gesellschaftliche Leben zu integrieren.

Die Gruppe soll den Eltern dazu verhelfen, die Behinderung nicht

als individuelles Schicksal, sondern als eine Erscheinung gesellschaftlichen Lebens aufzufassen.
Das selbstbestimmte Ziel ist den Bedürfnissen der Eltern entsprungen. Es schlägt sich nieder in konkretem Handeln der Gruppe und richtet sich auf Veränderung der Situation der geistig Behinderten (Beispiele: Sammeln von Informationen, Diskussionen darüber, Kontakte zu anderen ähnlichen Gruppen, Aufstellen von Forderungen an die entsprechenden Stellen (Bezirksamt, Senat), Öffentlichkeitsarbeit durch Diskussionsabende, Presse, Verteilung von Flugblättern."

Die Gruppenarbeit ist themen-zentriert. Ihre Mitglieder bringen sich vorzugsweise auf rationaler Ebene in die Gruppe ein. Die beiden Leiter sind in der Rolle der fachkundigen Teilnehmer, deren Konzept zwar nicht-direktiver Art ist, die aber doch das Gespräch steuern. Die Gruppe hat einen gemeinsamen „Außenfeind", auf den sicherlich ein großer Teil des Unmuts durch erlittene Frustrationen projiziert wird. Die unbewußte Problematik bleibt in dieser Gruppe jedoch im Gegensatz zu der vorn berichteten ausgeklammert.
Später wird über einen Elternabend berichtet, der am 6. 6. 1973 in den Räumen einer Kirchengemeinde in Berlin-Kreuzberg stattfand. Anwesend waren ein Stadtrat für Jugend und Sport, ein Stadtrat für Volksbildung, ein Stadtrat für Gesundheitswesen, ein leitender Sozialarbeiter in der Abteilung Jugend und Sport, ein Schulleiter, ein Schularzt, ein Vertreter der Lebenshilfe, ein Vertreter der Presse, Mitglieder des Aussprachekreises und Gäste.

„Die während des Abends angesprochenen Fragen bezogen sich auf folgende Themenkomplexe:
a) Früherkennung, Frühbehandlung und Vorschulerziehung
b) Schulwesen
c) nachschulische Einrichtungen.
Zu jedem dieser Themenkomplexe wurden in Kurzreferaten Forderungen vorgetragen. Unmittelbar im Anschluß daran hatten die Stadträte die Möglichkeit, auf die angesprochenen Probleme einzugehen, und die aufgeworfenen Fragen zu beantworten. An diese Ausführungen schloß sich die Diskussion an.
Im einzelnen wurde Folgendes bemängelt:
1. Die Eltern erhalten zu wenig und zu spät Informationen darüber, an welche Beratungsstellen sie sich wenden können (zu geringer Bekanntheitsgrad der Beratungsstellen, Zersplitterung der Zuständigkeit, fehlende Kooperation zwischen den entsprechenden

Abteilungen des Bezirksamtes). Ein Leitfaden für Eltern behinderter Kinder, der in Kliniken und Beratungsstellen auszulegen sei, wurde gefordert.
2. Es wird bemängelt, daß die Entbindungskliniken nicht in der Lage sind, Risikokinder zu diagnostizieren. Um dies zu ermöglichen, wird ein Diagnosezentrum gefordert.
3. Zur Behebung der katastrophalen kinderärztlichen Versorgung wird die Niederlassung eines Kinderarztes gefordert.
4. Wegen des hohen Prozentsatzes geistig behinderter Minderjähriger im Bezirk Kreuzberg wird eine Erweiterung der Beratungsstelle in dem Maße gefordert, daß eine umfassende individuelle Betreuung sichergestellt ist. Desgleichen wird ein Kindergarten für geistig Behinderte gefordert."[16]

In den Erwiderungen der zuständigen Stadträte werden die Forderungen als Anregung aufgenommen. Es wird eingeräumt, daß die Beratungsstelle überfordert sei, bald aber um zwei Planstellen erweitert werde. Desgleichen werde ein Sonderkindergarten für geistig Behinderte demnächst eröffnet.
Die darauf folgende Diskussion zeigt, daß die anwesenden Eltern diesen Versprechungen nicht recht trauen. Die an dem öffentlichen Abend aufgeworfenen Probleme werden weiter diskutiert. Daraus resultieren Forderungen nach einem Jugend-Werkheim als nachschulischer Einrichtung für geistig behinderte Jugendliche. Was die Kinder im Schulalter betrifft, so wird um bessere Transportmöglichkeiten ersucht. Das zuständige Bezirksamt lehnt aber Sonderbusse ab und vertritt den Standpunkt: „Die Kinder sollen an die Benutzung öffentlicher Verkehrsmittel gewöhnt werden. Daher ist prinzipiell keine Transportmöglichkeit einzurichten."[17] So bleibt den Eltern oft nichts anderes übrig, als ihre Kinder selbst in die gemeinsam eingerichtete Klasse zu bringen und abzuholen.
Außerdem werden zur besseren Betreuung der geistig behinderten Kinder Fachkräfte wie Logopäden und Beschäftigungstherapeuten gefordert, was vom zuständigen Bezirksamt mit dem Argument abgelehnt wird, daß Fachkräfte nicht notwendig seien, da z. B. Sprachunterricht viel besser von Hortnerinnen und Sonderpädagogen durchgeführt werden könne, da diese als ständige Bezugspersonen zu den Kindern eine viel tiefere Bindung und Beziehung hätten.

In einer Zusammenfassung des Arbeitskreises der Berliner Eltern-Initiativen für behinderte Kinder wird u. a. festgestellt:

„Der Arbeitskreis bedauert das Fehlen eindeutiger Konzeptionen im medizinisch-therapeutischen Bereich, im Vorschulbereich, beim Schulwesen und der nachschulischen Forderung unter Berücksichtigung bekannter und neuer Erkenntnisse auf allen Gebieten der Betreuung und Förderung behinderter Kinder und Jugendlicher. Mit der Feststellung von Mängeln und mit Absichtserklärungen ist unseren Kindern wenig zu helfen, wenn dahinter nicht konkrete Planungen stehen, die kurzfristig realisiert werden. Zur Durchführung der dringend erforderlichen Maßnahmen ist außerdem eine ständige und bessere Koordination der zuständigen Verwaltungen auf Senats- und Bezirks-Ebene unbedingt notwendig."[18]
Zur Früherkennung und Frühbehandlung werden Untersuchungen schon während der Schwangerschaft gefordert, nach der Geburt ein Neugeborenentest und darüber hinaus ein Diagnose-Zentrum, in dem die Fachgebiete Kindermedizin, Psychologie, Neurologie, soziale Pädiatrie, Sprachheilkunde, Heilpädagogik und Beschäftigungstherapie vereinigt sind.
In einem Therapie-Zentrum sollen die Behandlungspläne praktisch durchgeführt werden, wobei Art, Umfang und Dauer der Intensiv-Therapie allein durch die Krankheit bestimmt seien.
Die Sozialhilfeträger sollen Einrichtungen für Elternberatung und Behindertenfürsorge schaffen sowie einen gut funktionierenden amtsärztlichen Dienst einrichten, denn „immer wieder müssen Eltern behinderter Kinder feststellen, daß die Maßnahmen dieser Abteilung der Senatsverwaltung für Soziales und Arbeit äußerst unbefriedigend sind, was vor allem mit Personalfragen bei den Untersuchungen zur Gewährung von Hilfslosenpflegegeld in Zusammenhang steht. Zu diesem Punkt wird festgestellt: Das Gesetz über die Gewährung von Hilfslosenpflegegeld ist revisionsbedürftig. Es nimmt nur unzureichend auf die speziellen Belange geistig Behinderter Rücksicht"[19]. Schließlich wird als Grundvoraussetzung „für eine Integration" geistig behinderter Kinder für jedes behinderte Kind ein Platz in einer Kindertagesstätte gefordert. „Eine spezialisierende Separation (getrennte Sondererziehung) soll dabei weitestgehend vermieden und nur in besonders schweren Fällen nicht gruppenfähiger Kinder durchgeführt werden."[20]

Eine derartige politisch und organisatorisch orientierte Arbeit mit Gruppen bedarf nicht unbedingt einer psychoanalytischen Konsultation. Nur im Falle von emotionellen Schwierigkeiten im Leitungsteam oder in der Bewältigung besonderer Probleme in der Initiativ-Gruppe selbst, die von den Leitern nicht erkannt werden und die Arbeit der Gruppe lähmen, wäre eine psychoanalytische

Supervision angezeigt. Hier hätte die *Psychoanalyse* allenfalls *als Hilfswissenschaft* eine begrenzte Funktion.
Dasselbe trifft für alle weiteren sachbezogenen Gruppen mit politischen und pädagogischen Zielen zu.
Eine *pluridisziplinäre Supervision,* in der die Psychoanalyse neben dem soziologisch-gesellschaftskritischen und sozialpädagogischen Aspekt gleichberechtigt vertreten ist, eignet sich für eine projektbezogene Arbeit mit Gruppen, wie sie in Berlin z. B. in der Konzeption einer Elternarbeit im Neubaugebiet Heerstraße Nord von Gisela Hermann und Brunhilde Kohaupt unter Supervision von Gerhard Hoffmann sowie von einer Gruppe Studierender in der Strafanstalt Tegel unter soziologischer Anleitung von Gerd Ziob und psychoanalytischer Supervision durch Knut Baering[21] durchgeführt wurde. Eine Publikation über dieses praktische Beispiel einer pluridisziplinären Supervision ist in Vorbereitung. Ich möchte hier dagegen noch auf eine weitere Form der Anwendung der Psychoanalyse als Hilfswissenschaft im Bereich von Sozialarbeit und Sozialpädagogik eingehen. Sie orientierte sich an den von Horst-Eberhard Richter[22] beschriebenen Initiativen in Gettos. Es handelt sich um die Zusammenarbeit eines Psychoanalytikers mit einer studentischen Initiativ-Gruppe im sog. Märkischen Viertel in West-Berlin im Sommer 1972.

VII. Der Psychoanalytiker in einer studentischen Initiativgruppe im Berliner Märkischen Viertel

Im Zuge der Studentenbewegung der späten sechziger Jahre bildeten sich vielerorts Initiativen, um den in Randzonen unserer Gesellschaft lebenden Menschen nicht nur zu helfen, mit der gegebenen Situation besser fertig zu werden, sondern vor allem, um ihnen ein politisches Bewußtsein ihrer Lage zu vermitteln. Mit dieser Zielsetzung bildete sich neben vielen anderen auch im Märkischen Viertel Westberlins eine Projektgruppe von Studenten der Pädagogik und Sozialpädagogik.

Das Märkische Viertel ist eine Trabantenstadt im hohen Norden Berlins und gilt als die am dichtesten besiedelte Stadtrandsiedlung Europas. Betritt man das Viertel zum erstenmal, so fühlt man sich trotz einiger warmer roter Lichtpunkte von den kalten Betonmauern mehr erdrückt als aufgenommen. Wohnung an Wohnung leben hier fünfzigtausend Menschen in Häusern, die zehn oder zwölf Geschosse hoch sind und mehr an Fabriken als an Wohnungen erinnern. Vierzig Prozent der Bewohner sind Arbeiter. Die Mieten sind so hoch, daß in den meisten Familien beide Elternteile gezwungen sind, zu arbeiten. Die Folge ist unweigerlich eine Vernachlässigung von Kindern und Jugendlichen; letztere neigen zur Bandenbildung.

Nahziel der studentischen Initiativgruppe war es daher, diesen gefährdeten Jugendlichen ein Zentrum zu schaffen, in dem sie sich außerhalb von Familie und Schule bzw. Arbeitsplatz zu Diskussion und freizeitlichem Spiel treffen konnten. Nachdem es nicht möglich war, dieses Nahziel durch Einzelkontakte oder über Öffentlichkeitsarbeit zu erreichen, entschlossen sich die Mitglieder der studentischen Initiativgruppe, ihr Ziel auf einem Umweg anzustreben. Sie organisierten Zeltlager von jeweils vierwöchiger Dauer mit jeweils etwa sechzig Jugendlichen. Über das gemeinsame Erleben in der Gruppe während des Zeltlagers sollte ein Zusammengehörigkeitsgefühl entstehen, von dem die Studenten hofften, daß es auch nach dem Zeltlager in der gewohnten Umgebung der Gruppen anhalten würde. So hatten die Jugendlichen Zeit, sich während des Zeltlagers erst einmal kennenzulernen, sich wohlzufühlen und im gemeinsamen Erleben zu erfahren, wie man ohne Zwänge und zusammen mit anderen sich selbst als Jugendliche neu entdecken kann, um neue Verhaltensweisen zu erproben. Das Zeltlager war somit durchaus eine Art gruppendynamisches Laboratorium für Jugendliche — ein Unterfangen, das wegen der mangelnden fachlichen Kompetenz der studentischen Gruppenleiter zweifellos gewagt, im Hinblick auf das persönliche Engagement der Studenten als Experiment aber grundsätzlich zu begrüßen ist. Nachdem das eine Zeltlager 1970 in Dänemark und das andere 1971 in Bulgarien stattgefunden hatte, ging es um die Fortsetzung der Gruppenarbeit auf der Basis dieses gemeinsamen Erlebnishintergrundes.

Voller Hoffnung machte man sich an die Arbeit. Man ließ die Jugendlichen selber eine vom zuständigen Stadtrat zur Verfügung gestellte Baracke einrichten und gab ihnen Gelegenheit, sich in Untergruppen mit verschiedenen Funktionen zu organisieren. So bildeten sich

1. eine Lehrlingsgruppe,
2. eine Jugend-Kommunegruppe,
3. ein sogenannter Weiberrat,
4. eine Gitarregruppe,
5. eine Arbeitsgruppe Politik.

In gemeinsamen Wochenendseminaren wurden die allen Untergruppen gemeinsamen Ziele weiter verfolgt. Das Ergebnis war sowohl eine größere Mobilität als auch eine größere Festigkeit der Gruppen untereinander und in sich selbst.

Bald kam es jedoch zu Konflikten: So waren die Jugendlichen aus dem Zeltlager in Dänemark und die Jugendlichen aus dem bulgarischen Zeltlager schwer in einer Groß-Gruppe zu integrieren. Hier ergaben sich also die aus gruppendynamischen Laboratorien wohlbekannten intergruppalen Konflikte, in die die jeweiligen Gruppenleiter unweigerlich mit hineingerieten. In den Gruppen selber ergaben sich Spannungen zwischen den Jugendlichen einerseits und den studentischen Leitern andererseits; vor allem deshalb, weil sich die Studenten auf Grund ihrer antiautoritären Einstellung den Jugendlichen als Identifikationsobjekte verweigerten. Dazu kamen Spannungen infolge von Klassengegensätzen, die sich allein schon aus der Tatsache ergaben, daß vierzig Prozent der Jugendlichen aus Arbeiterfamilien stammten, während die Studenten vorwiegend eine Mittelschicht-Sozialisation durchgemacht hatten.

Diese verschiedenen Konflikte sollten mit Hilfe eines Delegierten-Rates, der aus Mitgliedern der einzelnen Untergruppen bestand, in offener Diskussion ausgetragen werden. Allein, so hoffnungsvoll das Projekt begonnen hatte und so gut es mit den Zeltlagern als Ausgangsbasis auch geplant war: Es drohte zu scheitern wie so viele studentische Initiativen jener Zeit.

Als man mich im Sommersemester 1972 zur Zusammenarbeit mit der studentischen Initiativgruppe aufrief, war das Projekt schon in Auflösung begriffen. Die Jugendlichen erfüllten in keiner Weise die Hoffnung der Studenten, erst einmal ihre realen Bedürfnisse zu erkennen, ihre Position in der Gesellschaft zu bestimmen und die gegebenen Verhältnisse durch „politisches Denken und gesellschaftsbezogenes Handeln“ zu verändern*. Für das Scheitern ihrer

* Rudolf Fritz, Die Windhorster, unveröff. Manuskript, Berlin 1972.

Arbeit hatten die Studenten selbst schon drei Gründe herausgefunden:

1. Die Beziehungen der Jugendlichen untereinander, wie sie sich während der Ferienlager ergaben, rissen nach der Rückkehr ab;
2. zu Hause, in den Familien konnten die neuen, im Zeltlager erprobten Verhaltensmuster nicht beibehalten werden;
3. am Arbeitsplatz waren die Jugendlichen wiederum einer Situation ausgesetzt, in der sie sich nicht mehr frei wie im Lager bei den Studenten, sondern unterdrückt und sich selbst entfremdet fühlten, und der sie sich nicht kollektiv erwehren konnten.

Mit anderen Worten: Der Transfer der neuen Erfahrungen im Zeltlager in die Alltagssituation war nicht gelungen.

Der verspätet zugezogene Psychoanalytiker konnte das so begeistert begonnene Projekt nicht mehr retten. Als ich zum erstenmal mit der Studentengruppe im Märkischen Viertel zusammentraf, war sie handlungsunfähig und depressiv. Die Teilnehmer waren untereinander zerstritten, die Enttäuschung über das nicht erreichte Ziel konnten sie sich noch nicht voll eingestehen. Das verrieten Mechanismen der Verleugnung: „Konflikte gibt es nicht, wir sind ein friedevoller Eierkuchen“ (Sitzung am 19. 5. 1972). Dann aber brach die Frustration der Gruppe um so heftiger hervor. Es fielen Äußerungen wie: „Wir sind ein Kreis, der in der eigenen Soße schwimmt.“ „Es macht keinen Spaß mehr, zu kommen.“ — „Es ist Scheiße, ich komme nicht mehr, alles ist tot“ (Sitzung am 26. 5. 72).

Ich fühlte mich in der Rolle des Arztes bei einem sterbenden Patienten. Der übrig gebliebene Rest der Gruppe suchte nach Sündenböcken, um das eigene Versagen abzuwehren: „Die, die nicht kommen, sind die Schuldigen.“ — „Wer quer schießt, fliegt raus!“ Ich konnte der Gruppe nur noch verdeutlichen, wie gekränkt und enttäuscht sie an sich selber sei und darauf teils wütend, teils depressiv reagiere und jetzt die Schuldigen in den

Abwesenden suche. Später konnte die Gruppe in schmerzlicher Selbsterkenntnis die Gründe für ihr Scheitern einsehen: „Wir hatten zu hochgestochene Hoffnungen." — „Wir glaubten, uns den Jugendlichen als Autorität verweigern zu können; dabei schrieen sie geradezu nach Autorität." — „Wir hatten andere Bedürfnisse als die Jugendlichen: Politische, während die Jugendlichen nur trinken und tanzen wollten und den Versuchungen der Freizeitindustrie erlagen." Ein Teilnehmer in der Gruppe fand einen Ausweg, indem er sagte: „Eine Fête machen ist auch politische Arbeit. Wenn wir das den Jugendlichen verwehren, kommen sie nicht" (Sitzung am 2. 6. 72).
Eine weitere schmerzliche Erkenntnis war es für die Studenten, einsehen zu müssen, daß sie bei aller rationalen Erfassung der Situation unbewußt in ein Verhalten verfallen waren, das sie bewußt zutiefst ablehnten, nämlich, mit den Jugendlichen etwas zu machen, was mit ihnen selber als Jugendliche gemacht worden war: Sie beherrschen, in eine bestimmte Richtung drängen, mit anderen Worten: sie zu manipulieren (Sitzung am 9. 6. 72). Die „Strafe" für dieses Verhalten der Studenten erfolgte durch die Jugendlichen selbst, indem deren Delegiertenrat beschloß, vier der maßgebenden Mitglieder der studentischen Initiativgruppe von der Teilnahme an einem weiteren Zeltlager auszuschließen. Die Jugendlichen taten also reaktiv mit den Studenten das, was diese in ihrer Suche nach einem Sündenbock unbewußt ihnen angetan hatten (Sitzung am 23. 6. 72). Der Rest war Trauer über die Abweisung, Enttäuschung an den Jugendlichen, Enttäuschung an sich selbst und ein schmerzlicher Ablösungsprozeß aus einer engagierten Arbeit, die die Studenten täglich mehrere Stunden in Anspruch genommen hat und auf die sie sich voll und ganz eingelassen hatten (Sitzung am 7. 7. 72).

Welche *Folgerungen* sind aus dieser Zusammenarbeit eines Psychoanalytikers mit einer studentischen Initiativgruppe zu ziehen?

1. Jeder solchen Initiative sollte, ehe sie sich ihrer Zielgruppe zuwendet, eine Phase gründlicher Vorbereitung vorangehen.

2. Diese Vorbereitungsphase sollte bei aller Anerkennung der eigenen Initiative nicht ohne fachmännische Hilfe vonstatten gehen. Bei der Initiativgruppe im Märkischen Viertel hätte der Psychoanalytiker von Anfang an dabei sein müssen. Daß dies nicht der Fall war, ist jedoch den Studenten nicht allein anzulasten. Es sind vielmehr die Psychoanalytiker und die Psychotherapeuten,

die, obwohl sie zu anderem in der Lage wären, in ihrer Mehrheit hinter der Couch sitzen und ihnen angenehme Patienten behandeln, anstatt ihre professionelle Rolle wenigstens zeitweilig aufzugeben und die Zusammenarbeit mit engagierten studentischen Jugendlichen nicht zu verweigern. Denn hier ist ein Ort, in dem Psychoanalyse als Hilfswissenschaft effektiv Unterstützung leisten kann und muß.

3. Von vornherein sollten realisierbare Ziele angestrebt werden. Die Gruppe allein, wie sie von Horst-Eberhard Richter werbewirksam als „Hoffnung auf einen neuen Weg, sich selbst und andere zu befreien“ angepriesen wird, reicht hier nicht aus. Richter will dies sicher nicht. Seine Bücher werden aber von vielen so aufgefaßt und verführen dadurch zu einem Dilettantismus, der den betroffenen Zielgruppen allzuleicht schadet und den Mitgliedern der Initiativgruppe schmerzliche Mißerfolgserlebnisse beschert.

4. Ehe sich eine studentische Initiativgruppe überhaupt an Klienten heranwagt, sollte sie ihre eigenen Konflikte wenigstens einigermaßen bewältigt haben. Diese Forderung steht im Einklang mit dem im ersten Kapitel dieses Buches skizzierten Konzept einer psychoanalytischen Sozialarbeit und Sozialpädagogik, in der Selbsterfahrung integrierender Bestandteil der Ausbildung ist. Man kann nicht andere zum Objekt eines Projektes machen, ohne bereit zu sein, vorher sich als Subjekt zum Objekt einer Gruppenerfahrung gemacht zu haben. Ja, es ist sogar unverantwortlich, sich ohne eigene Vorerfahrung und ohne fachliche Kontrolle an derartige Projekte zu wagen.

Wiederum bestätigt sich die Hauptthese dieser Überlegungen: *Ohne psychoanalytische Perspektive keine wirksame Sozialarbeit.* Darüber hinaus gilt als Ergebnis dieser Erfahrungen eines Psychoanalytikers in der Ausbildung von Studenten der Sozialpädagogik und Sozialarbeit:

1. Wenn schon keine *psychoanalytische Sozialarbeit* in der eingangs dargelegten Weise möglich ist, sollte der Psychoanalytiker wenigstens dann herangezogen werden, wenn Projekte geplant sind, von denen angenommen werden muß, daß sie ohne psychoanalytische Konfliktbearbeitung nicht durchgeführt werden können.

2. Dann kann wenigstens das realisiert werden, was ich das *pluridisziplinäre Konzept* einer Sozialarbeit und Sozialpädagogik nannte, in der die Psychoanalyse neben Soziologie, Gruppendynamik und Pädagogik ein integrierender Bestandteil ist.

3. Wo auch dies nicht möglich ist, ist die Psychoanalyse wenigstens als *Hilfswissenschaft* aufgerufen, um in Einzelfallhilfe und sozialer Gruppenarbeit dann zur Stelle zu sein, wenn es darum geht, unweigerlich mit psychischen Konflikten einhergehende soziale Probleme unserer Gesellschaft, mit denen der Sozialarbeiter und Sozialpädagoge täglich zu kämpfen hat, in kleinen realisierbaren Schritten einer Lösung näher zu bringen.

Rückblick

Wie auch immer der Leser über die hier beschriebenen fragmentarischen Versuche einer Kooperation und Integration von Psychoanalyse und Sozialarbeit denken mag, auf jeden Fall zeigen sie die grundsätzlichen Schwierigkeiten einer Anwendung der Psychoanalyse in einem außertherapeutischen Feld. Diesen Schwierigkeiten in der Anwendung gehen Schwierigkeiten der didaktischen Vermittlung psychoanalytischer Methoden voraus. Überwunden werden können sie auf zwei Wegen, die sich zuletzt treffen.

1. Psychoanalytiker verlassen ihren Platz hinter der Couch und begeben sich in andere soziale Felder, in denen sie in ihrer psychoanalytischen Identität mit anderen Situationen umgehen lernen. Horst-Eberhard Richters Engagement für Randschichten, Eugen Mahlers Ansätze zu einer psychoanalytisch orientierten Lehrerausbildung, Helmuth Junkers und Aloys Lebers Initiativen in der Ausbildung von Studenden der Sozialarbeit und Sozialpädagogik und die Erfahrungen Günther Bittners in der von Studierenden der Sonderpädagogik belegen dies ebenso wie meine eigenen in diesem Buch dargestellten Versuche. Dieser Weg bietet die Möglichkeit, außerhalb des vertrauten settings der analytischen Situation viele Menschen zu erreichen, die ihrerseits für ganze Jahrgänge von Kindern, Schülern und Jugendlichen als Multiplikatoren wirken.

2. Wie Medizin und Psychologie bemühen sich auch Sozialarbeit und Sozialpädagogik um eine wirkungsvolle Ergänzung ihrer überkommenen Ausbildungskonzepte durch psychoanalytische Gesichtspunkte. Psychoanalyse ersetzt dabei nicht den Wissens- und Erfahrungsstoff dieser Fächer, sondern bereichert ihn, indem sie die Relevanz der unbewußten Interaktionen zwischen Klient und Sozialarbeiter bzw. zwischen Gruppe und Sozialarbeiter deutlich macht und damit den Studierenden hilft, durch eine praxisbezogene Ausbildung für die spätere – stets unbewußte Prozesse einschließende – Berufsarbeit besser gerüstet zu sein, als dies durch (wenn auch leichter lehr- und lernbare) Techniken der Gesprächsführung möglich wäre, wie sie etwa von Gesprächs-Psychotherapie und Verhaltenstherapie angeboten werden.

Die Voraussetzungen für eine derartige Kooperation sind dort, wo die Psychoanalyse um Hilfe gefragt wird, besser als dort, wo sie, wie in unserem Fall an der Freien Universität in Berlin, unaufgefordert und von sich aus ein Konzept anbietet. Es ist also nicht gut, sich zu sehr in andere Felder zu drängen, ehe die dort Tätigen nach psychoanalytischer Hilfe rufen. Andererseits soll der Psychoanalytiker aber dann zur Stelle sein, wenn er gerufen wird und seinen sicheren Platz hinter der Couch mit der zwar ungewohnten, aber selbst im Scheitern stets beide Seiten befruchtenden anderen Umwelt vertauschen. Er kann dabei von den Gesellschaftswissenschaftlern lernen, sich selbst anders als bisher zu sehen, seine eigene Methode auf sich anwenden und dadurch sein Bewußtsein von sich und seiner psychischen und sozialen Identität erweitern, seine politische Einstellung überprüfen und in Praxis, Lehre und Forschung zu einem neuen Selbstverständnis kommen. Seine Partner wiederum müssen lernen, daß der Psychoanalytiker keine unrealistischen Erwartungen erfüllen kann. Psychoanalyse ist keine Weltanschauung, sondern im Sinne der am Anfang des Vorworts zitierten Feststellung von Freud eine Methode vertieften Verstehens von Zusammenhängen, wie sie sich im zwischenmenschlichen Zusammenleben ergeben, wo immer es stattfindet.

Die in diesem Buch dargelegten Erfahrungen sind nicht ohne weiteres zu verallgemeinern. Je nach Zusammensetzung der Gruppe und je nach dem, was ihre Mitglieder in den Prozeß einbringen, wird das Resultat anders ausfallen. In Berlin suchte die Mehrzahl der Studierenden eine *marxistische* Sozialarbeit und Sozialpädagogik zu verwirklichen, während die Lehrkräfte überzeugt waren, daß ihr *psychoanalytisches* Konzept es wert sei, in der Ausbildung angewandt zu werden. Zu einer Synthese beider Ansätze ist es nicht gekommen, was bei der Schwierigkeit einer Vermittlung beider Ansätze in der Praxis nicht zu verwundern braucht. Beide Seiten, der marxistische wie der psychoanalytische Ansatz, müssen in einem kontinuierlichen dialektischen Prozeß lernen, die Position des andern aufzunehmen und die eigene in Frage zu stellen, um so zu neuen Problemlösungen zu gelangen. Darum ist dieser Rückblick auch zugleich Ausblick auf weitere Versuche einer Kooperation und Integration von Sozialarbeit und Psychoanalyse.

Anmerkungen

I. Einleitung

[1] E. G. Skiba, Der Sozialarbeiter in der gegenwärtigen Gesellschaft. Weinheim 1969, S. 188 ff.

[2] Lutz Rössner, Theorie der Sozialarbeit. München 1973.

[3] Gesellschaftliche Perspektiven der Sozialarbeit. Kritische Texte zur Sozialarbeit und Sozialpädagogik. Hg. v. H.-U. Otto u. S. Schneider. Neuwied 1973.

[4] Neue Praxis, H. 1, 1971, S. 37.

[5] Hier auch die Lehrangebote der Fachhochschulen für Sozialarbeit und Sozialpädagogik einzubeziehen hätte zu weit geführt.

[6] Z. B. M. S. Olmsted, Die Kleingruppe. Soziologische und sozialpsychologische Aspekte. Freiburg 1971; G. C. Homans, Theorie der sozialen Gruppe. Köln und Opladen 1960.

[7] Gisela Konopka, Soziale Gruppenarbeit, ein helfender Prozeß. Weinheim 1968.

[8] Saul Bernstein und Louis Lowy, Untersuchungen zur sozialen Gruppenarbeit. Freiburg 1969.

[9] Robert D. Vinter, Beiträge zur Praxis der Sozialen Gruppenarbeit. Freiburg 1971.

[10] Kurt Lewin, Die Lösung sozialer Konflikte. Bad Nauheim 1953, ^{3}1968.

[11] Peter R. Hoffstätter, Gruppendynamik, Reinbek bei Hamburg 1957.

[12] Tobias Brocher, Gruppendynamik und Erwachsenenbildung. Braunschweig 1967.

[13] Kurt Spangenberg, Chancen der Gruppenpädagogik. Weinheim 1969.

[14] G. Doerry, G. Breloer und R. Striemer, Gruppendynamische Störfaktoren im Hochschulunterricht. In: Gruppendynamik, Forschung und Praxis, H. 3, Sept. 1971. — B. Eckstein und P. Hrabowski, Gruppendynamische Arbeit an der Hochschule. Heidelberg 1973.

[15] Gruppenpädagogik. Auswahl aus Schriften und Dokumenten. Hg. von C. W. Müller. Weinheim 1970. — Auswahl drei. Beiträge zur Gruppenpädagogik. Wiesbaden 1971. — Herbert Lattke, Sozialpädagogische Gruppenarbeit. Freiburg 1962. — Heinrich Schiller: Gruppenpädagogik als Methode der Sozialarbeit. Darstellung und Analyse ihrer Theorie und Praxis. Wiesbaden 1963.

[16] Auswahl drei, S. 133.

[17] K. Spangenberg, Chancen der Gruppenpädagogik. 5. erweiterte Auflage 1973, Manuskript S. 138—170.

[18] Vgl. Wilhelm Bitter, Heilen statt Strafen. Göttingen 1957.
[19] Vgl. T. Moser und E. Künzel, Gespräche mit Eingeschlossenen. Frankfurt 1971. — T. Moser, Repressive Kriminalpsychiatrie. Frankfurt 1972. — Sozialtherapie. In: Individuum und Gesellschaft. Stuttgart 1973.
[20] Vgl. Horst E. Richters Bestseller: Die Gruppe. Hoffnung auf einen neuen Weg, sich selbst und andere zu befreien. Reinbek bei Hamburg 1972.
[21] Erik Erikson, Kindheit und Gesellschaft. Stuttgart 1961. — Peter Blos, Adoleszenz. Eine psychoanalytische Interpretation. Stuttgart 1973. — Jeanne Lampl de Grot, Adoleszenz. In: Psyche, Bd. XIX/1965, H. 7, S. 477—485. — Earl Silber, Adaptive Behavior in Competent Adolescents. In: Arch. of General Psychiatry, Vol. 5, 1961, S. 354—365. — John G. Howells, Theory and Practice of Family Psychiatry. New York 1968 (1971). — John P. Spiegel and Norman W. Bell, The Family of the Psychiatric Patient. In: Am. Handbook of Psychiatry, Vol. I, S. 114—149. — Theodor Lidz, Familie und psychosoziale Entwicklung. Frankfurt 1971. — H.-E. Richter, Patient Familie. Reinbek bei Hamburg 1970, 1972. — Haim G. Ginott, Gruppen-Psychotherapie mit Kindern, Weinheim 1966. — P. Kutter, Die Tätigkeit der Psychagogin in der Erziehungsberatung. In: Psyche XXV, 1971, H. 10, S. 775—790. — Psychotherapie bei Kindern. Hg. v. der Stuttgarter Akademie für Tiefenpsychologie und analytische Psychotherapie. Stuttgart 1971.
[23] Isca Salzberger-Wittenberg, Die Psychoanalyse in der Sozialarbeit. Stuttgart 1973.

II. Die Psychoanalyse in der sozialpädagogischen Literatur

[1] Helmut Rünger, Einführung in die Sozialpädagogik. Witten 1961.
[2] Ebd., S. 84; Tiefenpsychologie wird hier als Wissenschaft vom Unbewußten im weitesten Sinne verstanden, wogegen Psychoanalyse eine spezifische Form der Arbeit mit unbewußten Prozessen bedeutet, seien es solche im einzelnen, in Gruppen und in der Gesellschaft.
[3] Die Sozialpädagogik und ihre Theorie. Hg. v. Hermann Röhrs. Frankfurt a. M. 1968.
[4] Ebd., S. 20.
[5] Herbert Lattke, Soziale Arbeit und Erziehung in unserer Zeit. Ebd. S. 111—126.
[6] Ebd., S. 124; Psychotherapie hier im weitesten Sinne verstanden als Therapie mit seelischen Mitteln.
[7] Klaus Mollenhauer, Einführung in die Sozialpädagogik. Weinheim 1964.
[8] Annemarie Dührssen, Psychogene Erkrankungen bei Kindern und Jugendlichen. Göttingen 1954, [9]1974.
[9] H.-R. Lückert, Konflikt-Psychologie. München 1957.

[10] Grundbegriffe und Methoden der Sozialarbeit. Hg. v. W. Friedlaender u. H. Pfaffenberger. Neuwied und Berlin 1966.
[11] Ebd., S. 17. [12] Ebd., S. 69.
[13] Ebd., S. 133. [14] Ebd., S. 98.
[15] Ebd., S. 94. [16] Ebd., S. 118.
[17] Gruppenpädagogik. Auswahl aus Schriften und Dokumenten. Hg. von C. W. Müller. Weinheim 1970.
[18] Wiesbaden 1963.
[19] H. Lattke, Sozialpädagogische Gruppenarbeit. Freiburg 1962.
[20] Ebd., S. 43.
[21] Ebd., S. 46.
[22] H. Lattke, Psychoanalyse, soziale Arbeit und Erziehung. 1951.
[23] H. Schiller, Gruppenpädagogik . . . Wiesbaden 1963.
[24] August Aichhorn, Verwahrloste Jugend. Bern 1951.
[25] R. Slavson, The Practice of Group Therapie. New York 1947.
[26] Erik E. Erikson, Kindheit und Gesellschaft. Stuttgart 1961.
[27] H. Zulliger, Schwierige Kinder. Bern 1951.
[28] O. Pfister, Die psychoanalytische Methode. In: Pädagogium. Hg. v. A. Fischer und A. Huth. Bd. 1. Leipzig [3]1924.
[29] H. Schiller, Gruppenpädagogik, S. 77.
[30] Ebd., S. 78.
[31] Auswahl drei, Hans Schwalbach. Wiesbaden 1971.
[32] Gisela Konopka, Soziale Gruppenarbeit, ein helfender Prozeß. Weinheim 1968.
[33] Ebd., S. 31.
[34] Ebd., S. 17.
[35] Ebd., S. 172.
[36] Helen Northen, Soziale Arbeit in Gruppen. Freiburg 1973.
[37] Ebd., S. 28.
[38] Ebd., S. 30.
[39] Ebd., S. 71.
[40] Ebd., S. 157.
[41] Ebd., S. 158.
[42] Robert F. Bales, Interaction Process Analysis. Cambridge/Mass. 1950. Auszug in deutsch: Die Interaktionsanalyse. In: Praktische Sozialforschung II. Hg. v. R. König. Köln 1956.
[43] D. Cartwright and A. Zander, Group Dynamics. Evanston 1953.
[44] L. A. Coser, Theorie sozialer Konflikte. Neuwied 1965.
[45] A. Paul Hare, Handbook of Small Group Research. New York 1962.
[46] George C. Homans, Theorie der sozialen Gruppe. Köln und Opladen 1960, [2]1965.
[47] Handbook of Social Psychology. Ed. by G. Lindzey. Cambridge/Mass. 1954.
[48] R. Lippitt, J. Watson, B. Whesteley, Dynamics of Planned Change. New York 1958.

[49] Robert K. Merton, Social Problems and Sociological Theory. New York 1966.
[50] Harleigh B. Trecker, Social Group Work. New York 1965.
[51] Ebd., S. 36/37.
[52] Ebd., S. 53.
[53] Ebd., S. 37. Hervorhebung von mir.
[54] Ebd., S. 210. Hervorhebung von mir.
[55] S. Bernstein und L. Lowy, Untersuchungen zur sozialen Gruppenarbeit. Freiburg 1969. [3]1973.
[56] Ebd., S. 25.
[57] Ebd., S. 89.
[58] Robert B. Vinter, Beiträge zur Praxis der sozialen Gruppenarbeit. Freiburg 1971.
[59] Ebd., S. 42.
[60] Ebd., S. 23.
[61] Ebd., S. 126.
[62] D. Cartwright and A. Zander, Group Dynamics. New York 1960.
[63] Robert B. Vinter, Beiträge, S. 69.
[64] Dorothy E. Pettes, Supervision in der Sozialarbeit. Freiburg 1971.
[65] Ebd., S. 14. [66] Ebd., S. 19.
[67] Ebd., S. 20. [68] Ebd., S. 47.
[69] Ebd., S. 81. [70] Ebd., S. 112.
[71] Ebd., S. 129. [72] Ebd., S. 130.
[73] Merle M. Ohlsen, Group Counseling. New York 1970.
[74] Ebd., S. 31. [75] Ebd., S. 46.
[76] Ebd., S. 86. [77] Ebd., S. 88.
[78] Ebd., S. 91. [79] Ebd., S. 113.
[80] Ebd., S. 147.
[81] The Practice of Group Work. Ed. by W. Schwartz and S. R. Zalba. New York, London 1971.
[82] Ebd., S. 16
[83] Ebd., S. 20.
[84] Ebd., S. 21/22.
[85] Ebd., S. 31/32.
[86] L. Shulman, „Program“ in Group Work. Ebd., S. 221—240.
[87] Ebd., S. 160.
[88] Ebd., S. 162.
[89] I. Salzberger-Wittenberg, Die Psychoanalyse in der Sozialarbeit. Stuttgart 1973, S. 9.
[90] Ebd., S. 38.
[91] Horst-Eberhard Richter, Die Gruppe.
[92] In: Die Sozialarbeit und ihre Theorie. Hg. v. H. Röhrs.
[93] H. Schiller, Gruppenpädagogik.
[94] W. A. Friedlaender, Grundbegriffe und Methoden.
[95] Helen Northen, Soziale Arbeit in Gruppen.
[96] Gisela Konopka, Soziale Gruppenarbeit.

[97] Bernstein/Lowy, Untersuchungen zur sozialen Gruppenarbeit.
[98] H. B. Trecker, Social Group Work.
[99] Robert B. Vinter, Beiträge zur Praxis der sozialen Gruppenarbeit.
[100] K. Spangenberg, Chancen der Gruppenpädagogik.
[101] Merle M. Ohlsen, Group Counseling.
[102] W. Schwartz and S. R. Zalba, The Practice of Group Work.
[103] Ebd., S. 16.
[104] Ebd., S. 31.
[105] Ebd., S. 32.
[106] Ebd., S. 214.
[107] Ebd., S. 112.
[108] Marinus van Beugen, Agogische Intervention. Freiburg 1972.
[109] Ebd., S. 82.
[110] Carl Rogers, Die nicht-direktive Beratung und die Klientbezogene Gesprächstherapie. München 1973.
[111] W. G. Bennis, K. D. Benne and R. Chin, The Planning of Change. Readings in the Applied Behavioral Sciences. New York 1962.
[112] Marinus van Beugen, Agogische Intervention, S. 150.
[113] Aloys Leber, Psychoanalytische Reflexion — ein Weg zur Selbstbestimmung in Pädagogik und Sozialarbeit. In: Alois Leber und Helmut Reiser (Hg.): Sozialpädagogik, Psychoanalyse und Sozialkritik. Perspektive sozialer Berufe. Neuwied und Berlin 1972.
[114] Ebd., S. 31.
[115] Ebd., S. 47.
[116] Helmut Junker, Das „Beratergespräch". Zur Theorie und Praxis kritischer Sozialarbeit. München 1973.
[117] Ebd., S. 19.
[118] Ebd., S. 193.

III. Das Experiment einer psychoanalytischen Sozialarbeit

[1] 1968—1971: nicht veröffentlichter Erfahrungsbericht Universität Stuttgart.
[2] G. Maetze, Erfahrungen und Ergebnisse bei psychoanalytisch behandelten Studenten. In: Psychische Störungen bei Studenten. Hg. v. H.-U. Ziolko. Stuttgart 1969, S. 319—328.
[3] R. Schilling, Ein vorläufiger Erfahrungsbericht. Psychotherapeutische Beratungsstelle, Studentenwerk Freiburg, 1969, S. 54.
[4] E. Mahler, Psychische Konflikte und Hochschulstruktur. In: Psyche, 23. Jg./1969, H. 10, S. 772—795.
[5] M. Balint, Der Arzt, sein Patient und die Krankheit. Stuttgart 1957, besonders S. 403—420.
[6] Ordnung für die Diplomprüfung in Erziehungswissenschaft an der Freien Universität Berlin, bestätigt vom Senator für Wissenschaft und Kunst am 21. 8. 1969.

[7] Kommentiertes Verzeichnis der Lehrveranstaltungen des Fachbereichs 12: Erziehungswissenschaften. Wintersemester 1972/73. Hg. v. d. Lehrplankommission. S. 32.

[8] H. Kohut, The Analysis of the Self. New York 1971, S. 37—104. (Deutsche Ausgabe: Narzißmus. Eine Theorie der psychoanalytischen Behandlung narzißtischer Persönlichkeitsstörungen. Frankfurt/Main 1973.)

[9] S. Freud, Die „kulturelle" Sexualmoral und die moderne Nervosität (1908). In: Gesammelte Werke, Bd. VII, S. 143—167.

[10] Erik H. Erikson, Kindheit und Gesellschaft. Stuttgart 1961, S. 238 f.

[11] Michael-L. Moeller, Psychotherapie-Kongreß Heidelberg, 25. 4. 1969. Veröffentlicht unter dem Titel: Psychotherapeutische Behandlung von Studenten im Urteil der Therapeuten. In: Psyche, 23. Jg., H. 10, S. 724 bis 741; insbesondere S. 731 f.

[12] K. Horn, Psychoanalyse — Kritische Theorie des Subjekts. Aufsätze. Frankfurt a. M. 1972.

IV. Das Konzept einer pluridisziplinären Theorie und Praxis der Sozialarbeit . . .

[1] Ergebnisse des Ausschusses „Ausbildung und Fortbildung anderer Berufe" der Deutschen Psychoanalytischen Vereinigung. Unveröffentlichtes Manuskript vom 13. 3. 1972, S. 1—3.

[2] G. Bittner, Diskussionsbeitrag zur Sitzung des Ausschusses „Ausbildung und Fortbildung anderer Berufe" der Deutschen Psychoanalytischen Vereinigung, Baden-Baden, 24. 3. 1872.

[3] Studienplanentwurf für das Studium der Sozialpädagogik an der Freien Universität Berlin, Neufassung vom 18. 7. 1973.

[4] Ch. Dowell, Erich Lindemann-Mental-Health-Center Boston, mündliche Mitteilung. — M. Oxley, University of California in Berkeley. School of Social Welfare, mündliche Mitteilung.

[5] Studienplanentwurf, FU Berlin, S. 9.

[6] Ebd., S. 11 und 13.

[7] G. Buck, Institutionen und Organisationsformen der Sozialarbeit, Sommersemester 1972 und Wintersemester 1972/73, Kommentiertes Verzeichnis der Lehrveranstaltungen WS 1972/73, S. 26.

[8] D. Krause, Grundlagen und sozialpolitische Aspekte der Konvergenztheorie (ökonomische und politische Grundlagen sozialpolitischer Maßnahmen im Vergleich der Gesellschaftssysteme). Kommentiertes Verzeichnis der Lehrveranstaltungen des Fachbereichs 12 (Erziehungswissenschaften) der Freien Universität Berlin, WS 1972/73, S. 29.

[9] Brian J. Heraud, Sociology and Social Work. Oxford 1970. (Deutsche Ausgabe: Soziologie und Sozialarbeit — Perspektiven, Probleme. Freiburg/Breisgau 1974.)

[10] Ebd., S. 35.

[11] Ebd., S. 102.
[12] Ebd., S. 105.
[13] Ebd., S. 108.
[14] Basil Bernstein, Language and Social Class. In: British Sociol. 40, 1960; vgl. Heraud, ebd., S. 120/121.
[15] N. Timms, Social Casework, Principles and Practise, London 1974; vgl. Heraud, ebd., S. 98.
[16] Heraud, ebd., S. 99.
[17] Ebd., S. 225.
[18] Ebd., S. 228.
[19] Ebd., S. 214.
[20] Ebd., S. 229.
[21] Sozialarbeit unter kapitalistischen Produktionsbedingungen. Texte zur politischen Theorie und Praxis. Hg. von Walter Holstein und Marianne Meinhold. Frankfurt a. M. 1973.
[22] Ebd., S. 42.
[23] Ebd., S. 241.
[24] Ebd., S. 227.
[25] Ebd., S. 205.
[26] Ebd., S. 206.
[27] Ebd., S. 207.
[28] Gesellschaftliche Perspektiven der Sozialarbeit. Hg. von H. U. Otto und S. Schneider. Neuwied und Berlin 1973.
[29] Autorenkollektiv SPK. In: Gesellschaftliche Perspektiven, a. a. O., Band II, S. 73—83.
[30] G. Weber, Kritische Anmerkungen zur Sozialpädagogischen Gruppenarbeit. In: Gesellschaftliche Perspektiven, Band II, S. 182—184.
[31] E. Bichsel, In: Sozialarbeit, Jg. 2, 1970; zit. bei W. Karberg, Soziale Einzelfallhilfe. In: Gesellschaftliche Perspektiven, Band II, S. 154.
[32] W. Karberg, Soziale Einzelfallhilfe — Methode als Beeinflussungsinstrument. In: Gesellschaftliche Perspektiven, Band II, S. 157.
[33] Karberg, Ebd., S. 159.
[34] Ebd., S. 163.
[35] Sozialarbeit unter kapitalistischen Produktionsbedingungen, S. 216.
[36] Ebd., S. 217.
[37] F. Haag, E. Paron, L. Pongratz und G. Rehn, Überlegungen zu einer Metatheorie der Sozialarbeit. In: Gesellschaftliche Perspektiven, Band II, S. 182.
[38] Ebd., S. 187—215.
[39] Ebd., S. 191.
[40] Ebd., S. 197.
[41] H. Zander, Sozialarbeit und Armut. In: Gesellschaftliche Perspektiven, Band I, S. 233—266.
[42] M. S. Ohmstedt, Die Kleingruppe. Soziologische und sozialpsychologische Aspekte. Freiburg 1971.

[43] F. Haag, Projektorientierte Sozialarbeit. In: Gesellschaftliche Perspektiven, Band II, S. 187—215.

[44] C. G. Lindzey, Handbook of Social Psychology. Vol. II, Cambridge/Mass. 1954, S. 601—708.

[45] S. Freud, Massenpsychologie und Ich-Analyse. In: Gesammelte Werke, Band XIII, S. 72—161.

[46] W. R. Bion, Experiences in Groups and other Papers. New York 1961. (Deutsch: Erfahrungen in Gruppen und andere Schriften, Stuttgart 1971).

[47] H. Ezriel, A Psychoanalytic approach to Group Treatment. In: British J. of Med. Psychol. 23 (1950), S. 59—74.

[48] H. Argelander, Gruppenprozesse. Wege zur Anwendung der Psychoanalyse in Behandlung, Lehre und Forschung. Reinbek bei Hamburg 1972.

[49] P. Kutter, Aspekte der Gruppentherapie. In: Psyche, 24. Jg., 1970, S. 721—738; ders., Übertragung und Prozeß in der psychoanalytischen Gruppentherapie. In: Psyche, 25. Jg., 1971, S. 856—873.

[50] R. Klüwer, Anmerkungen zum Selbstverständnis des Psychoanalytikers. In: Psyche, 27. Jg., 1973, S. 1079.

[51] D. Cartwright and A. Zander, Group Dynamics. Research and Theory. Evanston/Ill. and Elmsford/N. Y., 1953.

[52] K. Lewin, Die Lösung sozialer Konflikte. Teil 2: Konflikte in kleinen Gruppen — Experimente über den sozialen Raum. Bad Nauheim 1953, [3]1968, S. 112—127.

[53] R. F. Bales, Die Interaktions-Analyse. Ein Beobachtungsverfahren zur Untersuchung kleiner Gruppen. In: Beobachtung und Experiment in der Sozialforschung. Praktische Sozialforschung II. Hg. von R. König. Köln 1956, S. 148—179.

[54] G. G. Homans, Theorie der sozialen Gruppe. Köln und Opladen 1960, [2]1965.

[55] M. Argyle, Soziale Interaktion. Köln 1972.

[56] P. Watzlawick, J. H. Beavin und D. D. Jackson, Menschliche Kommunikation. Bern—Stuttgart—Wien, 1971.

[57] Homans, Theorie der sozialen Gruppe, S. 16.

[58] Ebd., S. 59.

[59] J. L. Moreno, Gruppen-Psychotherapie und Psychodrama. Stuttgart 1959.

[60] C. Cartwright and A. Zander, Group Dynamics, S. 40/41.

[61] P. R. Hoffstätter, Gruppendynamik. Reinbek bei Hamburg 1967.

[62] T. Brocher, Gruppendynamik und Erwachsenenbildung. Braunschweig 1967.

[63] K. Spangenberg, Chancen der Gruppenpädagogik. Weinheim 1969.

[64] K. Antons, Praxis der Gruppendynamik. Göttingen 1973.

[65] W. F. van Stegeren, Groepswerk, Arnhem 1967. Zit.: M. van Beugen, S. 125.

[66] G. Doerry, G. Breloer und R. Striemer, Gruppendynamische Störfaktoren im Hochschulunterricht. In: Gruppendynamik, Forschung und Praxis, H. 3, 1971, S. 254—267.
[67] B. Eckstein und P. Hrabowski, Gruppendynamische Arbeit an der Hochschule. Heidelberg 1973.
[68] E. Mahler, Mündliche Mitteilung 1973 sowie: Psychoanalytische Gruppenarbeit mit Lehrer-Studenten. In: Psyche, 28. Jg., H. 2, S. 97—115.
[69] Ch. P. Loomis, Tentative Types of Directed Social Change Involving Systemytic Linkage. In: Rural Sociology, Vol. 24, 1959. Zit.: M. van Beugen, Agogische Intervention, S. 132.
[70] W. G. Bennis, K. D. Benne, R. Chin, (Ed.): The Planning of Change. New York 1962. Zit.: M. van Beugen, Agogische Intervention, S. 29.
[71] R. Lippitt, J. Watson, B. Westyley, Dynamics of Planned Change. New York 1958. Zit.: M. van Beugen, Agogische Intervention, S. 29.
[72] Curriculum Arbeitsgruppe Sozialarbeit/Sozialpädagogik. Zur Reform der Ausbildung für sozialpädagogische Berufe. Gesamthochschule Kassel, Sommersemester 1973. Neuwied 1974.
[73] M. van Beugen, Agogische Intervention, S. 156.
[74] Lippitt, Watson and Westyley, Dynamics of Planned Change; Bennis, Benne and Chin, The Planning of Change.
[75] P. A. Drillich, Ph. H. van Praag, De Orthopedagoog in de Inrichting. Sociale Academie Amsterdam 1963. Zit.: M. van Beugen, Agogische Intervention, S. 63.
[76] van Beugen, ebd., S. 164.
[77] C. C. Rogers, Das Nicht-direktive Beratungsgespräch. München 1972.
[78] R. Tausch, Das psychotherapeutische Gespräch. Göttingen 1960.
[79] Aline B. Auerbach: Learning through Discussion. New York 1968.
[80] M. van Beugen, Agogische Intervention, S. 109.
[81] S. Freud, Über Psychotherapie. In: Gesammelte Werke, Band V, S. 25.
[82] M. Sader, B. Clemens-Lodde, H. Keil-Specht und A. Weingarten, Kleine Fibel zum Hochschulunterricht. München 1970, S. 146.
[83] K. Lewin, R. Lippitt and R. H. White, Patterns of Aggressive Behavior in Experimentally Created Social Climates. In: Journal of Soc. Psychol., Bull. 10, 1939.
[84] E. Mahler, Psychoanalytische Gruppenarbeit mit Lehrerstudenten. In: Psyche, 28. Jg., H. 2, S. 106—113.
[85] A. Freud, Einführung in die Psychoanalyse für Pädagogen. Stuttgart 1935, revidierte Ausgabe 1956.
[86] Auswahl drei, Beiträge zur Gruppenpädagogik. Wiesbaden 1971, S. 158.
[87] M. Starr, In: Th. Brameld, Workers Education in the United States. 5. Jahrbuch der John Dewey Society. New York 1941, S. 91. Zit.: Gruppen-Pädagogik, Auswahl aus Schriften und Dokumenten. Weinheim 1970, S. 77.
[88] Th. Wilhelm, Möglichkeiten der Erziehung zur Kooperation (1951). In: Gruppen-Pädagogik, S. 120.

[89] Auswahl drei, S. 18.
[90] Auswahl drei, S. 23.
[91] Auswahl drei, S. 21/22.

V. Die Anwendung eines um den gruppendynamischen Aspekt erweiterten psychoanalytischen Gruppenkonzepts

[1] T. Brocher, C. Deichmann und P. Fürstenau, Berufsbezogene Laboratorien. In: Gruppendynamik, Forschung und Praxis. 3. Jg. H. 4, S. 400 bis 406.
[2] Einladung zu zwei gruppendynamischen Laboratorien vom 10. 9. 1973 sowie P. Sbandi, Gruppenpsychologie. München 1973, bes. Kap. 3.
[3] Doerry, Glowka und Seelig, Gruppendynamischer Arbeitskreis. In: Kommentiertes Verzeichnis der Lehrveranstaltungen im Fachbereich 12 — Erziehungswissenschaften — der Freien Universität Berlin, Sommersemester 1972.
[4] Ebd., S. 38.
[5] B. Eckstein und P. Hrabowski, Gruppendynamische Arbeit an der Hochschule. Heidelberg 1973.
[6] P. Kutter, Arbeit mit Gruppen (Selbsterfahrungsgruppe). In: Kommentiertes Verzeichnis der Lehrveranstaltungen im Fachbereich 12 — Erziehungswissenschaften — der Freien Universität Berlin, Sommersemester 1973, S. 45.
[7] K. Antons, Praxis der Gruppendynamik, Göttingen 1973.
[8] Studienplanentwurf des Instituts für Sozialpädagogik der Freien Universität Berlin; Änderungsbeschluß auf der Mitarbeiterbesprechung am 13. 12. 1973.
[9] P. Kutter, Arbeit mit Gruppen (Selbsterfahrungsgruppe). In: Kommentiertes Verzeichnis der Lehrveranstaltungen Fachbereich 12 — Erziehungswissenschaften — der Freien Universität Berlin, Wintersemester 1972/73, S. 32.
[10] E. Mahler, Psychoanalytische Gruppenarbeit mit Lehrerstudenten. In: Psyche, 28. Jg., H. 2, S. 97—115.
[11] P. Kutter, Arbeit mit Gruppen (Selbsterfahrungsgruppe). In: Kommentiertes Verzeichnis der Lehrveranstaltungen im Fachbereich 12 — Erziehungswissenschaften — der Freien Universität Berlin, Wintersemester 1973/74, S. 71.
[12] J. Luft, Einführung in die Gruppendynamik. Stuttgart 1971, S. 22—28.
[13] P. Turquet, mündliche Mitteilung, Tübingen, 27. 6. 1971.

VI. Psychoanalytische oder pluridisziplinäre Supervision?

[1] D. E. Pettes, Supervision in der Sozialarbeit, S. 27.
[2] Ebd., S. 16.

[3] C. Deichmann, in: ebd., S. 14.
[4] The Practice of Group Work. Hg. von W. Schwartz und S. R. Zalba.
[5] Ebd., S. 22.
[6] K. Klüwer, Persönliche Mitteilung, Ulm, 30. 11. 1973.
[7] Fachbereich 12, Erziehungswissenschaften: Kommentiertes Verzeichnis der Lehrveranstaltungen Wintersemester 1972/73, S. 32/33.
[8] Fachbereich 12, Erziehungswissenschaften: Kommentiertes Verzeichnis der Lehrveranstaltungen Wintersemester 1973/74, S. 73.
[9] W. Loch, Balint-Seminare: Instrumente zur Diagnostik und Therapie pathogener zwischenmenschlicher Verhaltensmuster. In: Jahrbuch der Psychoanalyse, Bd. VI: Probleme der psychoanalytischen Technik, Bern 1969.
[10] M. Balint, Der Arzt, sein Patient und die Krankheit. Stuttgart 1957, S. 61.
[11] H. Stierlin, zum Beispiel: A Family Perspective on Adolescent Runaways. In: Arch. Gen. Psychiatry, Vol. 29, 1973, S. 56—62.
[12] R. D. Laing, zum Beispiel: Das geteilte Selbst. Köln 1972.
[13] E. Goffman, Stigma. Frankfurt/Main 1967; ders., Asyle. Frankfurt/Main 1972.
[14] A. Speckner, Zielbestimmende Faktoren der sozialen Gruppenarbeit. Eine kritische Auseinandersetzung mit den herrschenden Theorien über die Anwendung von Gruppenmethoden in Sozialpädagogik und Sozialarbeit. Diplomarbeit, Berlin 1974, S. 76.
[15] W. Dallinger und N. Kittmann, Bericht über den „Aussprachekreis von Eltern behinderter Kinder in Kreuzberg“, unveröffentlichtes Manuskript, Berlin 1973.
[16] Dies., Protokoll „Aussprachekreis von Eltern geistig behinderter Kinder in Kreuzberg“ am 6. 6. 1973, unveröffentlichtes Manuskript.
[17] Dies., Zusammenfassung eines am 13. 3. 1973 geführten Gesprächs mit dem Stadtrat für Volksbildung im Bezirk Kreuzberg, Manuskript.
[18] Dies., Bericht über „Maßnahmen zur Betreuung und Förderung geistig und seelisch behinderter Kinder und Jugendlicher“, unveröffentlichtes vervielfältigtes Manuskript, Berlin 1973.
[19] Manuskript, S. 6.
[20] Manuskript, S. 20.
[21] Eine diesbezügliche Publikation ist in Vorbereitung.
[22] H.-E. Richter, Die Gruppe. Hoffnung auf einen neuen Weg, sich selbst und andere zu befreien. Reinbek 1972.